はじめに

長生きしたい――誰もが思っている願いのひとつです。
管理栄養士として、患者様の「健康で長生きしたい」という思いに向き
きました。
同源」という諺《ことわざ》通り、食事は健康を維持し、病気を防ぐことに直結する
す。
を健康に対する投資と考えると管理栄養士は、いわば健康に対するコンサ
トです。
糖尿病、高血圧症、脂質異常症といった中高年に多い生活習慣病に関し
ては、それぞれに研究学会があり、治療に効果的な食事のガイドラインが発表され
ています。

それに基づき、患者様へわかりやすく説明・指導することが、私たち管理栄養士の仕事です。

ただ、現代の日本では本当に正しい食事のあり方が広く知られていないのが現状です。一時的に流行はしたものの、医学的に間違った食事法、健康法も多くあります。

それを実践した結果、かえって体を壊し、寿命を縮めてしまっていることもあり得るはずです。

テレビや雑誌に加え、インターネットでも様々な情報が飛び交っている昨今、「健康」についての情報も例外ではありません。その情報量は膨大ですが、残念ながらすべてが正しいとはいえません。

間違った情報を手にした結果、かえって体を壊してしまうこともあり得ます。何を信じていいのか、本当に正しいのかと翻弄されている方も多いのではないでしょうか。

そんな現代社会で、自分の体を守るために必要なことが「ヘルスリテラシー」

なのです。

ごく簡単にいえば、健康にかかわる情報を入手し理解すること、精査したうえで正しいかどうかを判断すること、さらに正しい情報を的確に実行し、自分の体をよりよく保つために活用する能力のことです。

ヘルスリテラシーが十分でないと健康を保つことが難しいばかりか、万が一、病気になったときに治療のタイミングさえ見誤り、寿命を縮めてしまう恐れが極めて高くなります。

１９７０年代からヘルスリテラシーと寿命についての研究を続けているアメリカ合衆国保健教育福祉省によれば、経済的に豊かな層ほどヘルスリテラシーが高く、貧困層が多い地域ほどそれが低く、それぞれの寿命に直結するという結果が出ています。

今では世界的にも経済力とヘルスリテラシー能力が比例し、寿命に直結することが「健康格差」として問題視されています。

もちろん、日本も例外ではありません。

所得差や地域差によって受けられる医療に大きな差が出る「医療格差」、介護や病気などのトラブルをきっかけに老後の貧困に苦しむ「下流老人」なる言葉も生まれ、日本人すべてが余裕のある生活ができるとは限らなくなりました。

当然、そこには健康格差が生まれ、所得や地域によって寿命に大きな差が出てくるのではないかといわれています。

ただ、あらゆる格差が広がったとはいえ、日本は他の国の貧困地域に比べれば恵まれています。

たとえば、どこに住んでいても、それほどお金をかけなくても、きちんと健康を維持して寿命を延ばすための食事をとることができます。

ヘルスリテラシーを身につけ、正しい知識のもとで食事をすれば、誰でも健康になれるのです。

本書では、誰でも簡単に、しかもそれほどお金をかけずに健康になれる食事とライフスタイルを提案します。特別なサプリメントや入手困難な食品は一切、出てきません。

もちろん、すべて医学的根拠がハッキリしているものです。

また、これまで私が医療機関で患者様に行った栄養指導と同じようにお伝えします。

本書をきっかけに、皆様が正しい食生活とヘルスリテラシーを身につけていただければうれしく思います。

森由香子

第1章 食事次第であなたの寿命は決まります

第2章 ついついやってしまう寿命を縮める7つの食事のとり方

第3章

健康寿命促進！寿命を延ばす食事のとり方

第4章

寿命を延ばす秘訣は朝食にあった！

第5章

50代からの食事には変化が必要

第6章 体に効く！ 食事のとり方

第7章 いつまでも老けない人の食事のとり方

第1章

食事次第であなたの寿命は決まります

今日からの食事で未来が変わる！

超高齢社会になった日本。２０４２年まで65歳以上の人口は増加し続けるといわれています。老後などまだまだ先のことと思っているみなさんにも、他人事で済まされない事態が待ち受けているかもしれません。

さて、みなさんは今後どのような人生を過ごし、どのように人生の終焉を迎えたいでしょうか。

「いつまでも楽しく美味しいものを食べたい」「全国各地を旅行したい」「山登りやレジャー、スポーツを楽しみたい」

誰もが年齢を重ねても、元気で若々しく、楽しく暮らしていきたいと願っていることでしょう。

そのためには、**健康な心と体を維持することが不可欠です。**

「そんなことはわかっている。年をとってから病気になるのは仕方がない」

と、あきらめている方もいるかもしれません。ですが、そんなことはないのです。"転ばぬ先の杖"の諺《ことわざ》通り、**今から食事に気をつけていくことで、将来の健康を守ることができます。**

人間の体は、食べ物でできているのですから。

人生最後の10年間は介護が必要!?

ところで、日本は、健康寿命と平均寿命の差が約10年あることをご存知でしょうか。

健康寿命とは、日常生活に制限のない期間のことで、誰の力も借りず自分の力で日常生活ができる期間のことをいいます。

また、おわかりの方も多いと思いますが、平均寿命とは、その時代の死亡率がこのまま変わらないと仮定し、その年に生まれた子どもが、その後何年生きるかを推計したものをいいます。ここから計算すると、**「平均寿命−健康寿命＝病気**

など で介護が必要な生活を送る期間」となります。

2019年の発表によれば、日常生活を健康的に送ることができない期間は、男性が約9年、女性が約12年であることがわかりました。つまり、ほとんどの人が、人生最後の10年間で何らかの健康上の問題を抱え、自立した生活を送ることができなくなる可能性が高いのです。

なお、2022年に公開された「簡易生命表」によりますと、平均寿命は男性が81・05歳で、女性は87・09歳です。現代では、健康寿命の延びは平均寿命の延びを上回っています。

しかし、人生100年時代といわれる今、この差をさらに縮小していくことが生活の質を左右するポイントになるのではないでしょうか。

では、どうやったら、約10年間の差を縮めることができるのでしょうか。

それには、健康寿命を延ばすこと=病気にならないことです。

健康を害し、介護が必要になる大きな原因は「生活習慣病」です。

最後まで生き生きとした人生を送るためには、遠くて近い将来の健康に対して妥協してはいけないのです。今から生活習慣、食事習慣を正していきましょう。

生活習慣病の予防は自分でできます。

自分自身で生活習慣病を防ぐには、食生活に気をつけて生活の質を高めることが最も効果的です。最後まで快適な人生を送れるように、準備していきましょう。

若い健康的な方にとって、数十年後に自分が介護される未来を想像することは難しいかもしれません。

だからこそ、本書を読んでいただき、自分の体に今後どのようなことが起こるのか、今から何をするとよいのかを知っていただきたいのです。

「認知症」にも生活習慣がかかわっている

では次に、自立した生活ができなくなり、介護を受けることになる要因に、どのようなものがあるのかを見ていきましょう。

2022年の「国民生活基礎調査」（厚生労働省）によると要介護になる原因は、1位「認知症」、2位「脳血管疾患（脳卒中）」、3位「骨折・転倒」となっています。

認知症と脳血管疾患の一部は、高血圧症、糖尿病、脂質異常症といった生活習慣病が大きな要因になっています。

これらの生活習慣病を放置すると、血管の内側が狭くなったり詰まったりする「動脈硬化」が進行し、その結果、脳血管疾患（脳卒中）を引き起こす確率が高まります。

つまり、要介護の主な原因は、生活習慣病が関係していると考えられます。

認知症の割合で最も多いアルツハイマー型認知症は、糖尿病患者の発症リスクが高い、といわれています。

また、認知症の中で、アルツハイマー型認知症の次に多いといわれているのが脳血管性認知症です。これは、脳血管が詰まることで脳の機能が徐々に失われ認知症を引き起こしてしまうことが原因だと考えられています。脳出血、脳梗塞の予後に認知症を発症するケースも少なくありません。

脳血管性認知症を発症しないためには、肥満や高血圧症、脂質異常症、糖尿病などの生活習慣病に気をつけ動脈硬化を引き起こさないようにすることです。

肥満は、体重が多いだけではなく、体脂肪が過剰に蓄積した状態をいいます。体脂肪は、内臓のまわりにつく内臓脂肪と皮膚の下につく皮下脂肪があります。内臓脂肪は悪玉物質を分泌して、それが血栓を作ったり、血圧を上げたり、インスリンを効きにくくし血糖を下げる働きを弱めたりして、生活習慣病をはじめとした数多くの疾患の原因をつくります。

また生活習慣病は、肥満でなくても食生活の乱れからも引き起こされます。**生活習慣病を予防するには、食生活を見直し、血液中の血糖やLDLコレステロール（悪玉コレステロール）、中性脂肪、血圧の値が上がらないように留意し、正常値の範囲内に維持することが重要です。**

健康診断の結果表を見ると、HDLコレステロールとLDLコレステロール、Non－HDLコレステロールの3種類があることはご存知でしょう。

HDLコレステロールは善玉コレステロールと呼ばれ、血液中の余分なコレステロールを肝臓に運ぶ役割があります。

逆に、**血管壁にとどまり血管を傷つけると、動脈硬化を引き起こすのがLDLコレステロールで、悪玉コレステロールと呼ばれています。**

Non-HDLコレステロールは、総コレステロールからHDLコレステロール（善玉コレステロール）を引いたものです。実はLDLコレステロールの他にも動脈硬化リスクを高める脂質が存在しており、それらを含む値となります。コレステロールについては、第3章で詳しく述べます。

食生活を見直さないとあなたも糖尿病に

生活習慣病のひとつに糖尿病があります。糖尿病は、ご存知のように、血糖値が高くなる病気です。

2022年の「国民健康・栄養調査」によりますと、「糖尿病が強く疑われるもの」の割合は男性が18・1%、女性が9・1%とのことです。

そういった背景もあってか、栄養指導に来られる患者様の中には、ビジネスマンも多く、生活習慣そのものが血糖値を上げ、糖尿病の原因になっている方が見受けられます。

たとえば、残業などにより遅い夕食をとられている方の場合、遅い夕食のために朝、起床しても食欲がなく朝食を抜きがちです。朝食を抜いているため、昼食では空腹のあまり満腹になるまで食べる、そして夕食は会食で脂っこい中華料理のコース……。といったように、ご自身で栄養バランスを考えたり、食事量をセーブしたりすることを、生活習慣が難しくする場合があります。

血糖値が高く栄養指導のために私の勤めていたクリニックに来られたある女性は、夕食後におせんべいを毎日、1袋食べていました。また、ある男性は、夜遅くに、必ずカップ麺を食べる習慣がありました。

他にも、「そんなに食べていないのにどうして体重が落ちないのだろう」とご自身が不思議に思って相談に来た方もいらっしゃいます。その後3日間の食事記録を書いていただき確認すると、適正エネルギー量以上に食べていることがわかりました。

このように、夕食以降に飲食したり、栄養バランスの偏りが見られたり、エネルギー過多であることが原因となり、血糖値が高い状態に陥って糖尿病（予備軍）のリスクを高めている方も少なくありません。

食べ物だけでなく、飲み物にも注意してください。甘い缶コーヒーや清涼飲料水、果物ジュースは控えましょう。中には500㎖中、スティックシュガー10本分もの砂糖が入っているものもあります。

糖尿病の本当の恐ろしさを知っていますか？

次に、食べ物と血糖値の関係について簡単に説明したいと思います。

食べ物や飲み物からとられた糖質が体内で消化されると、ブドウ糖に変わります。ブドウ糖は、体を動かすエネルギー源になります。そして、血液の中にブドウ糖がどれぐらいあるかを示すものが血糖値です。

糖尿病になると、エネルギー源としてブドウ糖が使われにくくなり、血液中にあふれてしまいます。あふれた状態が、血糖値が高いという状態になります。

そこでインスリンというホルモンが、血糖値を下げる、血糖をコントロールする働きをします。

インスリンは、すい臓で作られます。

インスリンが正常に働くことで、私たちの血糖値は、正常値をキープします。ところが、糖尿病になると、インスリンが不足したり、うまく作用しなくなったりするため、血糖値が高くなるのです。

糖尿病のタイプには次の4種類があります。

①1型糖尿病

すい臓のβ細胞というインスリンを作る細胞が破壊され、体の中のインスリン量が足りなくなって発症する。子どものうちから始まることが多い。

②2型糖尿病

生まれつきインスリン量が少ないなどの遺伝要因に、食事のとりすぎ、運動不足などの環境要因が加わり、インスリンの働きが悪くなり発症する。

③その他の特定の機序、疾患によるもの

遺伝子異常や肝臓やすい臓の病気、感染症、免疫の異常など、他の病気が原因となって起こる。薬剤が原因の場合もある。

④妊娠型糖尿病

妊娠によって引き起こされる。

日本人の糖尿病患者の約95%が、②の「2型糖尿病」です。

2型糖尿病は、インスリンの分泌低下やインスリンが効きにくくなることで血糖値が高くなります。2型糖尿病になる原因は、遺伝的な要因とともに、運動不足、肥満、食習慣などの環境的な要因もあると考えられています。

生まれつきインスリンが少なく、糖尿病になりやすい人は、食べすぎ、不規則な食事時間、運動不足などの食習慣や生活習慣、肥満によって糖尿病を発症しやすいのです。

裏を返せば、食べすぎない、いつも同じ時間に食事をする、運動を定期的に行う、肥満にならないなどの食習慣、生活習慣を行えば、予防できるといえるのではないでしょうか。

糖尿病にならないように、まずは、毎日の食習慣、生活習慣の見直しがとても大切ということになります。特に祖父母、両親、兄弟姉妹といった近親者に糖尿病を患っている方がいる場合は、ご自身の糖尿病リスクが高くなります。現在問題がなくても、食べすぎや、運動不足に注意してください。

糖尿病を発症すると、「合併症」といって、別の病気や症状が起こりやすくなります。実はそれらが、糖尿病の本当のおそろしさなのです。

糖尿病は、初期段階では表立った自覚症状がないので、放置しがちです。そのため、検査の結果、血糖値が高いと診断されても、食習慣、生活習慣を変えないままでいる人も少なくありません。

しかし、そうこうしているうちに、じわじわと新たな病気や症状が現れます。まず、糖尿病が進行すると体の抵抗力が低下し、風邪をひきやすくなります。軽い不調を繰り返しながら徐々に牙をむいてくるのが「合併症」です。

「合併症」で、どんなことが起こるのかを説明したいと思います。

糖尿病の「合併症」は「網膜症」「腎症」「末梢神経障害」の3つ。これらを三大合併症と呼んでいます。

前述したように、これらの合併症は、ゆっくりゆっくりと進行していきますが、どれも重症化するととてもこわい病気です。

「網膜症」は、失明の原因になります。

網膜症とは、網膜の血管が傷つくことにより視力の低下などが起きる病気で、中途失明原因の第2位です。ちなみに第1位は緑内障です。

「腎症」は、腎機能を低下させます。体内の老廃物などをろ過して排尿することが困難になり、最終的には透析導入の原因になります。

「末梢神経障害」は、足に壊疽《えそ》を起こし切断しなければならない危険が高まります。また、少しの傷口からでも細菌感染を引き起こし、重症化しやすい感染症を発症することがあります。

さらには、動脈硬化を起こしやすくなり、脳梗塞や心筋梗塞を引き起こすこともあり得ます。これらは最悪の場合は死に至ることもある、非常に危険な病気です。一命をとりとめても、後遺症として半身不随や言語障害を起こすことも珍しくありません。

幸いにも、2型糖尿病は自分自身で予防できます。生涯、自立した健康的な生活をするためには、糖尿病を予防することが第一です。すでに血糖値が高めと指摘を受けている人、糖尿病の診断を受けている人は悪化させないよう、食習慣と生活習慣の見直しを行ってください。

カルシウム不足が寝たきりにつながる

要介護生活を防ぐため、骨の生活習慣病といわれる骨粗しょう症の予防も忘れてはいけません。

骨粗しょう症とは、加齢、栄養、運動、内分泌ホルモンの不足、遺伝的要因などで、骨の新陳代謝がうまく行えず、骨の量や質が低下して、骨の強度が弱くなる病気です。

私たちの体は、古い骨を壊して新しい骨を作っています。ですが、加齢とともに、骨の破壊と再生のバランスが崩れていきます。

破壊のほうが進みすぎて、再生が追いつかなくなり、骨の密度は低くなり内部がスカスカの状態になるのです。これが骨粗しょう症が起こるメカニズムです。

当然、骨はもろくなり、骨折しやすくなります。骨組織が再生しやすい若いころとは違い、再生がしづらい状態ですから、回復には非常に時間がかかります。そのため、年をとってからの骨折は、要支援、要介護状態、寝たきりへとつながり、自立した生活ができなくなってしまうのです。

骨粗しょう症で骨折しやすい体の部位は、腕のつけ根（上腕骨近位部《じょうわんこっきんいぶ》）、背骨（脊椎《せきつい》）、肋骨《ろっこつ》、橈骨《とうこつ》、手首（遠位端《えんいたん》）、足のつけ根（大腿骨近位部《だいたいこっきんいぶ》）です。

特に足のつけ根（大腿骨近位部《だいたいこつきんいぶ》）は、歩行困難の原因となり、要介護になる可能性が大きいです。

そうならないためにも、**40代以降の方は、糖尿病をはじめとする生活習慣病の予防と同様に、骨粗しょう症予防のために、普段の「食事」と「運動」が大切です。**そして、定期的に骨の状態を検査し、現状を確認することも必要となります。状態がひどい場合には治療薬が投与されることもありますが、**その前に食事と運動で骨密度を保つ習慣をつけたほうが、負担は少なく済みます。**

介護が必要となった主な原因を要介護度別にみると、「要支援者」で「関節疾患」が約19％と最も高く、次に「高齢による衰弱」で約17％となっています。

元気に生活を送るうえで、健康な骨は必要不可欠なのです。

みなさんは、**「ロコモティブシンドローム」**という言葉をどこかで聞いたことがあるでしょうか。これは、「運動器症候群」とも呼ばれています。

運動器とは、体を支え、動かす役割をする器官を指します。

運動器には、筋肉、関節、靭帯《じんたい》、脊椎《せきつい》、腱、骨、軟骨、末梢神経、椎間板《ついかんばん》などがあります。**運動不足、加齢、疾患などにより、運動器の機能が低下し、異常が生じることで、体力、運動能力が低下し、日常生活の質が低下する状態をロコモティブシンドロームというのです。**

骨粗しょう症は、ロコモティブシンドロームを構成する疾患のひとつです。ロコモティブシンドローム予備軍は20代からで、ロコモティブシンドローム自体は40代から始まるともいわれています。

骨粗しょう症の大きな原因がカルシウム不足であることは、みなさんもご存知だと思います。

骨量（骨全体に含まれるミネラル量）は、20歳ぐらいまで増加するとされています。20代で最大骨量（一生を通じて最高のレベル）に達し、そこから少しずつ減っていきます。

ですから、あらかじめ最大骨量を高めておけば、骨粗しょう症の発症を遅らせることができます。

そのため、骨量を増やすことができる時期、つまり20代までの食事がとても重要になります。

だからといって、中高年の方は「もう遅い」とあきらめてはいけません。

骨量そのものは増やせなくても、できるだけ骨量を減らさないように骨の健康維持を意識した食事をとることで、骨粗しょう症を予防することができるのです。

骨を丈夫にする、といわれて頭に浮かぶのはカルシウムでしょう。しかし、カルシウムだけを摂取すればいいかというと、そうではありません。

骨の土台となるコラーゲンの生成を助ける栄養素は、ビタミンCです。カルシウムの吸収を高めるには、ビタミンDが必要です。

2つの組み合わせは、骨密度上昇効果があります。

ビタミンDは、日光を浴びることで、体内で産生されますが、加齢とともに減っていくので、食事から補給する必要があります。

ほかにも、カルシウムの吸収を助ける適量のタンパク質、マグネシウム、骨の形成を促進するビタミンKも骨粗しょう症予防に必要な栄養素です。カルシウム

加齢による骨量の変化

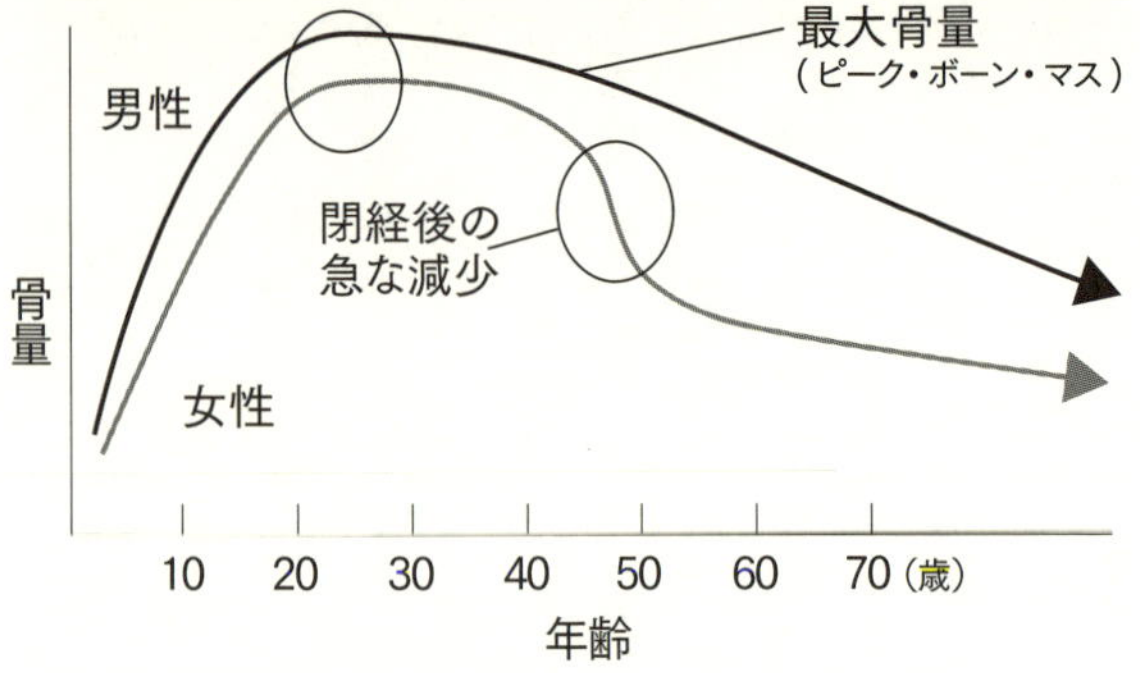

出典：黒川清、松本俊夫『骨粗鬆症　正しい知識と予防法』（日本メディカルセンターより一部改変）

だけを意識するのではなく、複合的に栄養素をとることが大切です。バランスよく栄養をとれる食事については、後述します。

また、運動も骨粗しょう症予防に欠かせません。運動習慣のある高齢者の方は、骨密度が高いというデータがあります。

運動するときは筋肉を動かします。筋肉を運動で鍛えると、骨を構成する細胞の働きが活発になり骨が強く丈夫になります。

また、骨でのカルシウムの利用を効率よくする働きがあり、これも骨を丈夫に保つ役割を果たします。

「寝たきり」は食べ物で予防できる！

転倒、骨折が原因の「寝たきり」はカルシウム不足が問題視されていますが、タンパク質不足による足腰の筋肉量の低下も大きな原因のひとつです。

突然ですが、「フレイル（虚弱）」という言葉をご存知でしょうか。

フレイルは、加齢により心身が衰えた状態で、健康な状態と要介護状態の中間の位置にあります。早く介入して対策を行えば元の健康な状態に戻る可能性があります。

フレイルの原因のひとつに、筋肉の衰えがあります。筋肉を健康な状態に保つために、とても重要な働きをする栄養素が、タンパク質です。タンパク質が筋肉を作り、維持する材料であることはいうまでもありません。

それでは、タンパク質の働きを見てみましょう。

タンパク質は食べ物として体の中に入るとアミノ酸に分解されます。その後、体の部位や機能に必要なタンパク質に再形成されたり、エネルギー源に利用されたり一部は体外へ排出されます。

この流れが毎日絶え間なく行われています。

つまり、**タンパク質を毎日摂取しないとタンパク質不足に陥るということです。**

食事から十分なタンパク質を摂取できないとどうなるのでしょうか。

足りないタンパク質は筋肉を分解することで補われるのです。

多くの人の場合、加齢とともに筋肉量が減って体脂肪率が増える傾向がありま す。運動不足が原因であることはもちろんですが、筋肉の材料といえるタンパク質の不足、それに伴う筋肉からのタンパク質の流出も懸念しておくべきことです。

タンパク質を形成するアミノ酸は20種類あります。

このうち、体内で合成できないものは9種類です。これらを必須アミノ酸といいます。

必須アミノ酸

体の中では作られないので
食事から摂取しなくてはいけない

イソロイシン

ロイシン

リジン

メチオニン

スレオニン

トリプトファン

バリン

ヒスチジン

フェニールアラニン

必須アミノ酸は良質なタンパク質が含まれる肉、魚、卵、大豆・大豆製品、乳製品・牛乳などに多く含まれているため、これらを毎日の食生活に取り入れることが大切です。

しかし、中高年の食事では、「毎日肉を食べているから大丈夫」「毎食、魚を食べている」と、1つの種類ばかりを選ぶ傾向が多く見られます。

体のタンパク質不足を防ぐためには、1日の食事で少しずつ様々な食品からタンパク質をとる必要があります。

それは、筋肉が体の中で作られるときには、タンパク質だけでなくビタミンやミネラルなど様々な栄養素が必要となるからです。

肉、魚、卵、大豆・大豆製品、乳製品・牛乳は「アミノ酸スコア」（食べ物における必須アミノ酸の充足率を表す指標）が高いのですが、たとえば肉や魚には食物繊維が含まれていません。

逆に食物繊維が含まれている大豆・大豆製品にはビタミンDやビタミンB12がほとんど含まれていません。

どれか1つばかりを食べていると、栄養素の偏りが起きてしまうのです。すると、せっかくタンパク質をとっても効率よく筋肉を維持することができにくくなってしまいます。また肉、魚、卵、大豆・大豆製品、乳製品・牛乳に含まれるビタミン、ミネラルの種類や含有量はそれぞれ異なります。

ですので、**1日3食の中でそれぞれを振り分けて食べることをおすすめします。朝食で納豆と卵、ヨーグルトを食べたら、昼は肉、夜は魚という感じです。**

寝たきりを防ぐには、良質なタンパク質食品をしっかりとって適度な運動習慣を作り、筋肉の衰えを遅らせることが大切です。

牛乳は体に悪いという誤解

少し前に「牛乳は体に悪い」という内容の本がベストセラーになりました。それをきっかけに、牛乳を飲むことをやめてしまった方がかなりいらっしゃいます。

その後、新聞などで「牛乳が体に悪いという科学的根拠はない」という記事も発表されましたが、一度ついてしまった悪いイメージというものは、なかなか払拭できません。

今でも「牛乳のカルシウムは効果がない」「牛乳が嫌い」ということから、牛乳を一切飲んでいないという方がいらっしゃいます。

牛乳はとても手軽なカルシウム補給源です。骨粗しょう症は女性に多い病気といわれていますが、実は男性にも起こります。牛乳を飲まない、加工食品（リン）をよくとる、塩辛いものが好き、カフェインやアルコールをたくさんとる方は、利尿作用により尿とともにカルシウムが排出され、カルシウム不足を招きやすくなります。

次に、日本応用老年学会の理事長で医学博士の柴田博氏の著書『肉を食べる人は長生きする』の中で書かれている研究結果を紹介します。

東京都内の70代を対象に、牛乳の飲用習慣とその後の生存率の関係を調べたところ、「毎日牛乳を飲んでいた女性が最も長生き」「牛乳を飲まない女性と毎日飲

む男性の生存率はほぼ同じ」、そして「牛乳を飲まない男性が最も短命」という結果が出たそうです。

牛乳には、カルシウムをはじめ、タンパク質、ビタミンA、ビタミンB2、B6、B12、ビタミンDなど、健康維持に必要な栄養素がバランスよく含まれています。**そして「アミノ酸スコア」は100です。**

カルシウムは、毎日意識してとらないと不足してしまいます。カルシウムは体内への吸収率が悪く、食品中のカルシウムの体内への吸収率は、牛乳で約50％、小魚が約30％、緑黄色野菜で約20％です。

ちなみに体の中のカルシウムは99％が骨や歯に、1％が血液や筋肉、神経に存在しています。カルシウムは骨の代謝だけでなく、ケガをして出血したときの血液凝固に働いたり、心臓や手足の筋肉を収縮させたり、神経の興奮を鎮めたり、体のあらゆる生命維持のために使われています。

牛乳を毎日適量飲むことは、カルシウムを効率よく摂取できる簡単な方法です。

その一方で、牛乳を1日に1リットル以上、水がわりに飲まれる方もいらっしゃいます。牛乳には脂質も含まれているので、大量に飲むと、飽和脂肪酸を過剰に摂取することになり、動脈硬化を引き起こすＬＤＬコレステロール値上昇の原因にもなります。

確かに牛乳の飲みすぎには注意が必要ですが、１日２００㎖程度（無脂肪牛乳なら４００㎖程度）なら心配はいりません。

毎日牛乳を適量飲んで、将来に備えて効率よく体にカルシウムを蓄えましょう。骨粗しょう症を防ぎ、寝たきりを予防する近道です。

糖質制限は健康的だという思い込み

近年、糖質制限をする方が増えてきました。

テレビや雑誌でも「糖質を控えさえすれば、お腹いっぱい食べても痩せられる」といっており、とても魅力的に感じるのも理解できます。

糖質制限は、糖尿病の方にはとても効果的な食事療法です。

しかし、自己流の糖質制限は満腹感を得にくいため、おかずを食べすぎてしまいがちです。特に肉料理や油っこい料理を食べすぎると、飽和脂肪酸やコレステロールの摂取量が増えて、結果的に悪玉コレステロールが増えてしまいます。私が栄養指導をしてきた中で、自己流糖質制限で栄養バランスが崩れ、結果としてLDLコレステロール（悪玉コレステロール）を増やしてしまった方が何人もいました。

そのような経験からも自己流の極端な糖質制限は、おすすめできません。

私たちの体は、糖質やタンパク質、脂質を分解して、エネルギーとして利用することができます。

糖質が不足しても、タンパク質や脂質をエネルギーとして利用できます。そのとき体の中では、化学反応が様々なところで行われて多くの酵素が使われ、体に負担がかかります。

たとえば、エネルギーに利用するために脂質が分解されるとケトン体ができます。みなさんも、どこかで聞かれたことがあるのではないでしょうか。

また、タンパク質が分解されてエネルギーに変換される過程で、アンモニアができます。

アンモニアは体にとって有害です。そのため、肝臓で様々な酵素を使って無害にします。

酵素をお金にたとえてみましょう。タンパク質や脂質は、エネルギーに変わるまでたくさんのお金がかかります。

その一方で、糖質をエネルギーに変えるには、タンパク質や脂質ほど多くの酵素＝お金は使いません。つまり、お金もかからず、体に有害な物質もできないため、エコエネルギーといえます。

「糖質がなくても脂質をエネルギー源にすることで、健康は維持できる」という意見もありますが、それは間違いです。

「脂質は糖の炎で燃える」という言葉があります。

脂質がエネルギーに変わるためには、糖質由来の「オキサロ酢酸」が必要です。

つまり、糖質は人間の体にとって必要不可欠だといえます。

糖質制限の方法は人それぞれですが、自己判断で安易に行うと健康に支障をきたす可能性も出てきます。

確かに糖質を減らし、摂取エネルギーが今までよりも少なくなれば、一時的に体重は減るかもしれません。

しかし、主食である炭水化物を減らした分、空腹を満たすためにおかずで脂質やタンパク質を多くとり、ＬＤＬコレステロール値を上げて動脈硬化の原因を作ることもあります。

そして動脈硬化になれば、脳血管疾患を引き起こす可能性が増し、前述した認知症リスクが高まる可能性があります。

また、もともと尿酸値やＬＤＬコレステロール値が高い人が、自己流の極端な糖質制限を行ってしまうとさらに危険です。脂質やタンパク質の過剰摂取により、痛風や結石、腎臓障害を引き起こしてしまう場合があるのです。

糖質制限を健康的に行うのであれば、極端な主食抜きは避けましょう。**適量の炭水化物をとって、脂質、タンパク質をとりすぎないことが大切です。**

糖尿病の方にとって治療の一環としての糖質制限は有効ですが、自己流の極端な糖質制限は避けてください。低血糖など、健康障害を起こす恐れもあります。血糖値が高めの方は、医師や管理栄養士の管理のもとでコントロールすることをおすすめします。

高カカオのチョコレートの落とし穴

ちょっと疲れたときに手を伸ばしたくなるのが甘いもの。最近はカカオ分が70％以上の高カカオチョコレートも様々な種類が販売されています。

カカオに含まれるポリフェノールが高血圧を改善させたという発表がされたことから「チョコレートは健康によい」というイメージもつき始めています。

健康のために毎日決まった量のチョコレートを食べているという、栄養指導に来られる患者さんも多いです。

ココアやチョコレートの原料であるカカオに含まれるポリフェノールは、抗酸化物質であり、アンチエイジング効果が期待できますが、脂質が含まれていることを忘れてはいけません。

高カカオチョコレートは、甘くないのでカロリーが低い印象を受ける方も少なくありません。しかし、カカオの配合量が多いものは普通のチョコレートの脂質量と比べてやや多く、高カロリーなものが多いです。毎日の食事に加えてチョコレートを日常的に食べてしまうと、カロリーオーバーとなってしまいかねません。

チョコレートに含まれる脂質のひとつに飽和脂肪酸があります。

チョコレートをとりすぎれば飽和脂肪酸のとりすぎになり、ＬＤＬコレステロール値を上げ、動脈硬化が促進される可能性大です。

チョコレートに自分の健康をゆだねるのはおすすめできません。

時々食べる分にはよいと思いますが、健康維持は、主食、主菜、副菜の栄養バランスのとれた食事をとることが一番大切です。

ナッツの食べすぎにはこんなデメリットが

少し前のテレビ番組で「くるみのα‐リノレン酸が血管をしなやかにし、高血圧予防に効果がある」という特集を組んだことから「くるみブーム」が起きて、スーパーではくるみが消えるという事態になりました。そこから、ナッツ類が体によいという健康食のイメージがつくようになったようです。

確かにナッツには良質な脂質が含まれています。2～3粒で食べる手を止められるのなら健康によいかもしれません。しかし、食べ始めるとナッツは美味しいので結構な量を食べてしまうものです。脂質が多くカロリーの高い食品ですから、**食べすぎれば体に脂肪がつきやすくなります。**

ナッツには血中の中性脂肪を下げたり、血栓を防止したり、高血圧を予防する作用があるといわれる「α‐リノレン酸」が多く含まれています。

その一方で「リノール酸」も豊富に含まれています。リノール酸は血中のコレステロール値を全体的に下げる働きがあります。

ただ、このリノール酸は過剰に摂取すると血中のＨＤＬコレステロール（善玉コレステロール）までも減らしてしまいます。

ＨＤＬコレステロール（善玉コレステロール）は、血中の余分なコレステロールを減らし、動脈硬化を防ぐ役割を果たします。低い状態が続くと動脈硬化の危険性が高くなります。

また、リノール酸の過剰摂取はアレルギーの発症につながることがあります。ナッツは大量に摂取しないように注意しましょう。

オリーブ油は安心と勘違いしている人

栄養指導に来られる女性に「油は、コレステロールゼロのオリーブオイルを使っています」という方が時々いらっしゃいます。

ちなみに、植物性の油には、コレステロールが含まれているものはほとんどありません。あまに油、大豆油、なたね油、パーム油、ヤシ油などには100g中、1～2㎎とほんの少し含まれている程度です。

オリーブ油には、オレイン酸などの一価不飽和脂肪酸が多く含まれ、LDLコレステロール（悪玉コレステロール）値を下げ、HDLコレステロール値（善玉コレステロール）を上げる効果があるとされています。

そのため、たくさん使ってもよいと勘違いされている方も見受けられます。

「食事量が少ないのになかなか痩せない」と嘆いている方の食事記録を見ると、いたるところにオリーブ油を使っていて、摂取エネルギーが高いこともあります。高カロリーの食事を続けていれば痩せることはできません。

また、オリーブ油に限らず、植物性の油には、LDLコレステロール値を上げる原因とされる飽和脂肪酸が多少なりとも含まれています。

どのような油であっても、1日大さじ1～2杯程度、揚げ物は1日1品程度がよいでしょう。

（100g あたり）

	飽和脂肪酸(g)	一価不飽和脂肪酸(g)	多面不飽和脂肪酸(g)	コレステロール(mg)
オリーブ油	13.29	74.04	7.24	0
あまに油	8.09	15.91	71.13	2
大豆油	14.87	22.12	55.78	1
なたね油	7.06	60.09	26.10	2
パーム油	47.08	36.70	9.16	1
ヤシ油	83.96	6.59	1.53	1
ごま油	15.04	37.59	41.19	0

出典：日本食品成分表2023（八訂）医歯薬出版／編

第2章

ついついやってしまう寿命を縮める7つの食事のとり方

① 朝食はいつも食べない

栄養指導のために来院される方の中には、「若いころから朝食を食べていません」という方が時々いらっしゃいます。

そういった方にお話をうかがうと、

「朝食を食べるとお腹の調子が悪くなり、通勤途中でトイレに行くことになるのであえて食べていない」

「子どものころから朝食を食べていないので、特に体に悪いとは思っていない」

など、現在支障を感じていないため将来の健康にも影響しないと思っている方が多いのです。むしろ摂取エネルギーが抑えられるので肥満防止になって健康維持によいと感じている方も少なくありません。

朝食を抜いてしまう理由として、前日の遅い夕食があります。お腹いっぱい食べて就寝するとどうでしょう。

朝起きたときに胃がもたれていたり、空腹感を感じにくかったりと、なかなか朝ごはんを食べる気になれない……。その結果、朝ごはんを抜いてしまった……。こんな経験、みなさんもありませんか。

朝食を抜いて1日2食ということを毎日繰り返してしまうと、体は脂肪をため込みやすくなってしまいます。

私たち人間の体は、睡眠中にはエネルギーをあまり使わないように体温を下げ、節約モードになっています。起きてから何も食べないで過ごすと、体温が上がりません。体温が低ければ、代謝も低下します。

また、脳を動かすにはエネルギー源のブドウ糖が必要です。食べ物から摂取した糖質はブドウ糖に分解され、血液を通して脳に運ばれます。しかし、食べ物が入ってこなければ脳にブドウ糖を送ることができません。

当然、頭は働かず、ボーッとした状態が続きます。

そうなると、**体はブドウ糖を補うため、肝臓に貯蔵してあるグリコーゲンを分解してブドウ糖を作ります。**それもなくなると今度は筋肉に貯蔵してあるタンパク質を使ってエネルギーを作り出します。

その結果、筋肉が減少することになってしまいます。筋肉が減るとエネルギー消費も減るので、基礎代謝量が低下します。基礎代謝量とは、体温の維持、血液の循環や各内臓の働きなど、生命維持に必要なエネルギーのことで、寝ている間も消費されます。もちろん、食事を消化する際にも、エネルギーは消費されます。

朝食を抜いてエネルギー消費の機会が減るということは、それだけ痩せにくく、太りやすくなるということです。

また、1日2食にしてしまうと、次の食事までの間隔が長くなります。前述したように、食事で取り入れた糖質はブドウ糖に分解され、血液中を流れます。

この血液中のブドウ糖を「血糖」といい、その状態を数値化したものが「血糖値」です。血糖値は食後、ゆるやかに上昇し、インスリンを適宜分泌しながら、ゆるやかに下がることが理想です。

ところが、食事間隔が長いと、血糖値の上昇が急激になります。するとこの血糖値の急上昇を抑えるため、インスリンも大量に分泌されてしまいます。

このような状況が長年続くと、血糖値が上がりやすい体になっていきます。つまり、**糖尿病の発症につながってしまうのです。**

患者さんに食事記録をつけていただくと、1日2食の方は体に必要な栄養素が不足していることが多いです。2食にすると、栄養バランスはどうしても崩れやすいのです。

また、**長年朝食を食べていない人は、50歳以降になって糖尿病などの生活習慣病を発症しやすいという報告もされています。**

今まで朝食を抜いていた方は、これを機にヨーグルトなど何かしらを口にするように心がけ、いずれは1日3食の健康な食習慣を作ることをおすすめします。

朝食の重要性については、さらに第4章で掘り下げていきたいと思います。

② 早食いで食事に時間をかけない

日本咀嚼学会では、健康な人が食品を食べる場合の咀嚼目安を、一口あたり30

回としています。みなさんはごはんを食べるとき、自分が何回ぐらい噛んでいるのか数えたことはありますか？

現代の日本人の1回の食事での咀嚼回数は、戦前に比べ半分以下に減っています。食の欧米化、調理器具の発達などから、歯ごたえのある食品を使った料理を食べる機会が少なくなったことも一因です。

食事を速いスピードで食べるとどんどん食が進み、その結果、食べすぎてしまうということが起こります。

咀嚼回数を増やして、ゆっくり食べることは、体にどのような影響を与えるのでしょうか。

脳の視床下部には満腹中枢があり、刺激を受けると食べることをやめるように働きます。この刺激というのが**「血糖」**と**「レプチン」**です。食事のときには食べたものが消化吸収されて血糖値が上がり満腹中枢を刺激します。

そして食後20分ほどで脂肪細胞からレプチンが分泌され、この刺激も満腹中枢に伝わり、満腹を感じるようになります。

この20分の間に時間をかけずにどんどん食べてしまうと、レプチンが過剰に分泌されます。すると、脳はレプチンの刺激に慣れてしまって満腹感を感じにくくなってしまいます。

つまり、**満腹だという指令を体に的確に伝えるためには、少なくとも20分以上かけてゆっくりと食事をすることが重要なのです。**

よく噛んでゆっくりと食事をとることには、この他にもよいことがあります。「満腹感アップホルモン」といわれるヒスタミンや「ハッピーホルモン」（100ページ参照）と呼ばれるセロトニンが分泌され、食事の満足感の手助けをして食べすぎを防止してくれます。

早食いは百害あって一利なし。肥満の原因になることはもちろんですが、急激にたくさんの食べ物をとることで、血糖値の急上昇とインスリンの大量分泌で糖尿病の発症リスクが高まってしまいます。

まずは、食事の始まりと終わりの時間をチェックすることから始めてください。少なくとも20分はかけてほしいところです。

早食いと感じている方は、よく噛んで食物の味を意識するところから始めてみてはいかがでしょうか。

③ 就寝前3時間の間に食物を口にする

「夜遅く食事をとると太る」ということは、どなたでも経験上わかることだと思いますが、これは栄養学的な観点からも説明ができます。

食事のタイミングや、そのときにどういう食事をしたらよいか——体のリズム（体内時計）と食事の関係について研究する「時間栄養学」という学問があります。

『時間栄養学　時計遺伝子と食事のリズム』（女子栄養大学出版部）によると、「糖質摂取による血糖上昇は、1日24時間の平均値を100にして比較してみますと、～中略～夜8時以降の夜食では、平均以上で高くなりやすいです」と示されています。

つまり、**夜8時以降の血糖値は高くなりやすいため、炭水化物が大好きな方、血糖値が高めの方は、注意したほうがよさそうです。**

また、せっかく早く食事をとっても、夕食後にテレビを見ながら何かをつまみたくなってしまうという人も要注意です。

時間栄養学の研究結果によると、起床後12時間を過ぎた時間は脂肪が作られやすい魔の時間帯だとか。

夕食後、間食がしたくなる時間帯ですね。

余分な脂肪をため込まないためにも、ここは食べたい気持ちをぐっと我慢したほうがよさそうです。

仕事の都合で夕食をとる時間が不規則な方や、起床後12時間以内には絶対に無理という方もいると思います。

その場合は夕食を2回に分けることをおすすめします。

主食にあたるご飯、パン、麺などの炭水化物を、起床後12時間以内に食べ、おかずは仕事が終わってから低カロリーで消化のよいものを腹七分目に食べます。

起床後12時間以内に夕食までを済ませ、就寝まで3時間は空ける。

このルールを守れば太りにくく、脂肪をため込みにくい体になれるのです。うれしいことに、体内時計は1日ごとにリセットできます。

つまり、毎日やり直しができるのです。早速、今日から始めてみましょう。

④単品料理を食べることが多い

カレーライス、牛丼、ラーメン、ハンバーガー、菓子パンなど、忙しいときには手軽でお腹にたまる単品料理を選びがちです。

これらの料理はどれもあまり噛まずに時間をかけずに食べられますが、砂糖や油を大量に使っている料理も多いもの。カロリーや脂質や糖質が極端に高くなり、栄養バランスも偏ってしまいます。

また、野菜もそれほど多く使われていないので、1食あたりの目標量を満たせないものがほとんどです。

単品料理をお店で注文するときは、急いでいることが多いものです。その結果、よく噛まずに飲み込むように食べてしまうことも多いでしょう。満腹感を得にくいため、ご飯や麺を大盛りにしてしまいがちです。

早食いになることで食べすぎてしまい、結果的に血糖値の急上昇を招くことは脂肪を体にため込みやすくなります。

普段外食が多い方は、単品料理ではなく、定食を選択することをおすすめします。定食であれば、主菜の他に副菜や汁物がついてきますので、栄養のバランスが整いやすく、ご飯を減らすなど量の調整も簡単にできます。次のように汁物↓副菜↓主菜↓主食の順に1品ずつ食べ進めるのがおすすめです。まず温かい汁物で体を温めて代謝を上げましょう。汁物がついていない場合には、お茶やお湯でもOKです。

副菜にあたるものは、野菜やきのこ、海藻を使ったものです。食物繊維やビタミン、ミネラル、ファイトケミカルを補えます。

ファイトケミカルは、主に植物に含まれている抗酸化物質です。植物の渋み、辛み、色素などを構成する「リコピン」「カプサイシン」「カテキン」など、1万種以上の成分の総称で、第七の栄養素と呼ばれています。体の酸化を防ぎ、老化防止、病気の予防に効果が期待できます。

野菜は毎食、120g（生なら両手に乗るぐらいの量）以上食べることが理想です。生野菜ではなかなか食べられないという方は、加熱してカサを減らすとよいでしょう。おひたし、煮物などを上手に取り入れてください。

また、野菜やきのこ、海藻は食後の血糖値の上昇度合いを示すＧＩ値が低い食品が多いです。

汁物→副菜の順で食べることにより、血糖値の急上昇を抑えることができます。**空腹の後、一口目に食べるものはまずは温かい汁物、続いて副菜。これだけで糖尿病の予防になります。**

副菜を食べ終えたらいよいよメインディッシュです。主菜はゆっくりとよく噛んで食べましょう。噛むことで唾液の分泌を促進し、胃腸の消化を助け、栄養素が体内に吸収されやすくなります。

最後に主食、ご飯やパン、麺を食べます。主食の量は、満腹感に応じてコントロールしてください。もしも、「白いご飯はおかずがないと食べた気がしない」という場合は、ご飯と主菜を一緒に食べても結構です。

⑤お酒を飲んだ後や飲酒中に水を飲まない

居酒屋でビールを何杯も飲み、おつまみに鶏の唐揚げやもつ煮込み、白子ポン酢やレバー串などを食べ、〆にラーメンを食べて寝る……、そんな生活をしている方は、体内の尿酸量が大変なことになっているかもしれません。

尿酸とは細胞の核にあるプリン体が分解されてできるものです。食事からとったプリン体は尿酸に分解された後、血中に溶けて腎臓で老廃物として尿中に排出されます。**アルコールを飲んだときの代謝経路でも尿酸は作り出されます。**血中の尿酸の量が過剰になると、血液に溶けきれずに関節に沈着し、激しい痛みを伴う関節炎を発症します。**これが〝痛風〟の発作です。**

痛風は尿酸値が7・0㎎／dℓを超えた状態が続くことで発症しやすくなります。なお、痛風の患者さんは98・5％が男性です（東京女子医大調査）。女性に少ないのは、女性ホルモンが尿酸を体外へ排出する働きがあるためです。また、尿酸が多いと結晶化して尿管に沈着し、尿路結石ができるリスクも高くなります。尿路結石は尿の通り道に石ができて詰まり、激しい痛みなど様々な症状を引き起こす大変つらい病気です。決して珍しい病気ではなく、男性の11人に1人、女性は26人に1人の割合でかかるといわれています。

お酒を飲んで帰宅した後は、そのまま寝てしまう人がほとんどだと思います。寝ている間はアルコールの分解に体内の水分を使いますし、アルコールの利尿作用によってお手洗いにも行きます。その結果、体内の水分が不足しがちです。

飲酒した日は、**寝る前にコップ1杯程度の水分をしっかりととって尿酸を外に出すようにしましょう。**また、お酒を飲んでいる間にもチェイサーとして水をこまめに飲むことをおすすめします。居酒屋で飲んだ後の帰宅後に、お酒を飲み足して就寝するのはもっての外です。

⑥コーヒーや紅茶を1日に何杯も飲む

仕事中の休憩や眠くなったとき、気分をシャキッとさせるためコーヒーでブレイクタイム……という方も多いのではないでしょうか。あの香りや味は気持ちが落ち着き、いい気分転換にもなりますよね。

コーヒーや紅茶に含まれるカフェインには中枢神経を刺激して目覚めを促したり、脳を活性化させる働きがあります。

飲んだときに眠気がなくなるのは、カフェインが睡眠中枢に作用して、眠気を引き起こす物質の働きを抑えるからです。

カフェインは飲んでから15～30分くらいで効果が出始めますが、2・5～4・5時間ほどで半減してしまいます。一時的に眠気や疲労感を緩和していただけなので、カフェインの効果が切れたときは、眠気や疲労感が倍増するといわれています。これを繰り返すと、麻痺していただけの疲労感が知らず知らずのうちに蓄積してしまい、なかなか疲れから抜け出せないという負のループに陥ってしまうのです。普段から水がわりに飲むことは感心しません。

また、コーヒー、紅茶を食事中に飲んでいるという方は食事でとった栄養を無駄にしているかもしれません。コーヒーの苦み成分は「タンニン」と呼ばれるポリフェノールの一種で、緑茶や紅茶にも含まれています。

ポリフェノールは抗酸化物質でもありアンチエイジングに効果を発揮しますが、このタンニンは、鉄と結合して「タンニン鉄」となり、**鉄分の吸収を妨げてしまうという難点があります。**

鉄分は血液と関係が深く、とても重要な栄養素です。鉄が不足すると貧血を起こすという話は多くの方がご存知でしょう。

鉄は肉や魚に含まれる「ヘム鉄」、野菜や卵や貝類に多い「非ヘム鉄」に分けられます。

ヘム鉄は体への吸収率が10～30％と比較的高めですが、非ヘム鉄は1～8％以下と吸収しにくくなっています。タンニンはこの非ヘム鉄の吸収を阻害してしまうため、ただでさえ低い吸収率をさらに低くしてしまうのです。

またコーヒーや紅茶には「シュウ酸」も含まれています。

そして、シュウ酸はカルシウムと結びつきやすい特徴から、その吸収を阻害してしまいます。

食事中、食後すぐにコーヒー、紅茶を飲むこともあると思います。そんなときは、**ぜひミルクを入れて召し上がってみてください。**

口に入れる前に、コーヒーのシュウ酸とミルクのカルシウムが結合してシュウ酸カルシウムがコーヒーカップの中で作られます。食事からとったカルシウムは守られ、体にそのまま吸収されるというわけです。

コーヒーや紅茶は飲む回数、飲むタイミング、そして飲み方に気をつけて栄養を丸ごと吸収できるようにしましょう。

⑦ 麺類のスープをすべて飲み干す

ラーメンやうどんなどのスープは美味しいので、ついつい味わって飲んでしまいますが、その塩味には注意が必要です。

朝起きたら、なんだか顔がむくんでいるような日はないでしょうか。むくみは顔や足などに体内の水分がたまってしまう状態を指します。原因として、食事からのナトリウム（食塩）のとりすぎが原因になっている場合があります。

余計なナトリウムを体から排出させるためには、カリウムが必要です。カリウムが不足すると、体はナトリウムを排出することができません。すると体は体内のナトリウム濃度を薄めようと、どんどん水分をため込むのです。

私たちの体はナトリウムとカリウムのバランスを保つことで、細胞内外の水分量が保たれています。ナトリウムが多く、カリウムが少ない場合には細胞内の水分が外側ににじみ出します。野菜を塩に漬けると水分が抜けてしんなりしますよね。それと同じように細胞の外ににじみ出た水分が足や顔にたまり、むくみの原因となるのです。

むくみを防ぐためには、まずはナトリウムの摂取量を減らすことです。

厚生労働省によって始められた国民健康づくり運動である「健康日本21（第3次）」（令和6年4月〜）では、食塩の摂取量を1日あたり7g未満を目標値として掲げています。ラーメンやうどん、そばには1食分（スープ込み）で約4〜5gも含まれているので、スープまで飲みきってしまうとあっという間に基準値に達してしまいます。塩味は、気にしなければどんどんナトリウムとして体内に入ってきてしまうのです。

ナトリウム（食塩）は血管を傷つける弊害もあります。さらに胃がんのリスクは、塩味の強い食品で上がるともいわれていますので、日ごろから意識して控えるようにしなければいけません。

もしも塩味の強いものを食べる場合には、カリウムの多い食品を合わせてとることをおすすめします。カリウムをとることで、ナトリウムとのバランスの帳尻合わせができます。

カリウムが豊富な食品は野菜や果物、芋類などがあります。

ただし、芋類は糖質が多いので、1日50~100g程度にし食べすぎに気をつけてください。

たとえばラーメンを食べるなら野菜がたくさん入っているものを選ぶ、切り干し大根の煮物を食べる、食後に果物を食べる、これだけでも体のナトリウムバランスはぐんと整ってきます。

もちろん、カリウムでナトリウムの帳尻合わせをするだけではなく、日ごろの食事で少しずつ薄い味付けに慣れていくことが、ナトリウム（塩分）を控える一番の方法です。

家で調理するときには計量スプーンや計量カップで調味料を計るとよいでしょう。外食や中食が多いと味の濃い料理に慣れてしまっているかもしれません。最近のファミレス、居酒屋、コンビニメニューには食塩相当量の表記があることがほとんどですので、選ぶときには参考にしてください。

第3章
健康寿命促進！寿命を延ばす食事のとり方

超簡単な適正エネルギー量計算

健康的な食生活の基本は、ご飯や肉、魚、野菜や海藻類など様々な食品をまんべんなくとることです。バランスのよい食事を心がける、これが長寿の秘訣になります。

では、毎日の食事においてどのぐらいのエネルギー量をとればよいのでしょうか。

日々の生活の中で自分がどれぐらいの栄養をとればよいのかを知りましょう。

1日の適正エネルギー摂取量は、次のように目標体重とエネルギー係数から算出できます。

1日の適正エネルギー摂取量

目標体重（kg）×エネルギー係数（kcal／kg）

目標体重

身長（m）×身長（m）×22（65歳未満）
身長（m）×身長（m）×22～25（65歳以上）

エネルギー係数（体重1kgあたり）

・軽い労作（大部分が座位の静的活動）：25～30kcal／kg
・普通の労作（座位中心だが、通勤・家事、軽い運動を含む）：30～35kcal／kg
・重い労作（力仕事、活発な運動習慣がある）：35kcal／kg～

目標体重や目標BMIは個人差があります。標準体重やBMI22に必ずしも合わせる必要はありません。

体調や血液検査値がよかったときの体重などを参考にしながら、まずは、現体重から3％減を目指しましょう。

過度のストレスがかからない程度に、最初から頑張りすぎないで目標値へ少しずつ近づけるようにしていきます。

また、高齢者の方は、年齢や健康状態、摂食状況などを考慮する必要があり、標準体重やBMI22から算出するエネルギー摂取量だけを参考にするのは好ましくありません。人それぞれのため個別に考える必要がありますので、単純に計算式にあてはめるのは早計です。

カロリーを計算するとなると少々大変そうに聞こえますが、『糖尿病食事療法のための食品交換表』（日本糖尿病学会　編著）を使えば、とても簡単に実践できます。糖尿病の方が家庭でもカロリーや糖質の調整ができるように作られた書籍なのですが、一般の方も使いやすくとても便利です。

この本には、それぞれの食品について80kcal単位の分量がわかりやすく載っています。書店でも比較的安価で手に入りますので、活用するとよいでしょう。

腹七分目で若々しい体になろう

とても効果的でお金もかからず、やる気があれば誰でもできる健康法がありま す。**それは、食事の量を「腹七分目」にすることです。**

2000年に、アメリカのマサチューセッツ工科大学のレオナルド・ガレンテ教授が、健康寿命を延ばす「サーチュイン遺伝子」を発見しました。これは「長寿遺伝子」や「若返り遺伝子」とも呼ばれており、私たちの誰もがこの遺伝子を持っていることがわかっています。

この遺伝子は空腹により活性化し、活性酸素を除去してシミやシワを予防し、脂肪の燃焼や動脈硬化、糖尿病、認知症など様々な疾患を予防します。

つまり腹七分目の食事にしておいたほうが、若々しい見た目と健康的な体の状態を維持できるということです。

アメリカのウィスコンシン大学の研究結果にも、次のようなものがあります。

一方のサルには十分な食事を与え、もう一方のサルにはその約7割に抑えた食事を与え観察したところ、7割に抑えたサルは食事制限なしのサルに比べて、毛づやがよく、若々しい姿を保っていた、とのことです。

このことからも、**長寿遺伝子のスイッチをオンにするポイントは「空腹感を感じること」だということがわかります。**

小腹がすいても間食をしない、毎回の食事でお腹いっぱいになる前にやめる、寝る前の3時間は何も食べないといったことが大切です。

特に睡眠中は空腹状態が長時間になるため、長寿遺伝子がオンになりやすい時間帯なので、寝る前に満腹状態にならないよう、気をつけましょう。

また、運動することでも長寿遺伝子が活性化します。空いた時間にストレッチやウォーキングをしたりすれば、空腹が早く訪れて長寿遺伝子のスイッチが入ります。カロリーを消費できるのでダイエット効果もあるでしょう。まさに一石二鳥です。

粗食が理想の食事とは限らない

健康的な食生活の基本は「バランスのよい食事を心がけること」と述べましたが、「理想的な食事＝粗食」だと信じている方が多くいらっしゃるように感じます。

粗食には明確な定義はないのですが、「粗食」を極端な意味で「質素な食事」と解釈して、ご飯と味噌汁、漬け物のみ、肉、魚、卵などの良質なタンパク質食品はとらない食事を粗食として実践している方が見受けられます。

第1章でも「寝たきりを予防するにはタンパク質が必要だ」と述べましたが、**ご飯、味噌汁、漬け物だけの食事ではタンパク質不足になってしまいます。また、食品の食塩含有量も気になります。**

タンパク質は体を作る重要な基本成分です。タンパク質が不足すると、筋肉量が減り、貧血や免疫力の低下が起きる原因になります。

そして「体に悪い」と思われがちな脂肪も、体内では非常に重要な働きをします。**蓄えられた脂肪は、必要に応じてエネルギーとして使われたり、細胞膜やホルモンの材料になるのです。**

また、脂溶性ビタミンの吸収や運搬にも使われます。よかれと思って極端に質素な粗食生活を続けていると、体調不良の原因になり、ゆくゆくは生活習慣病を引き起こす危険が高くなりますから、注意してください。

実際に食事の相談を受けるケースで「栄養バランスには気をつけているのに疲れやすい」といわれる方がいらっしゃいます。食事記録を拝見すると一見バランスがとれているように見えるメニューですが、実はエネルギー不足、栄養素の偏りがみられることがあるのです。

それは**「食事のパターン化」**です。

ある方は朝食はトーストにヨーグルト、コーヒーとメニューを決めていて、もう10年以上もその朝食が生活スタイルとなっていました。毎日の食事の中で、自分のルールに基づいた食事のクセができていたのです。

毎日毎日、いつも同じ献立や食品の利用だと摂取する栄養素にも偏りが見られます。前述の朝食では、タンパク質やビタミンC、ビタミンD、食物繊維などが足りませんでした。

主食と肉や魚、卵、大豆製品などのタンパク質を使った主菜、副菜（野菜、海藻、きのこ、果物、乳製品・牛乳など）を組み合わせて、**毎日異なったメニューを組み立てるとバランスのよい食生活になります。**また、**味噌汁はナトリウム（食塩）のとりすぎにもつながりますので、**毎食飲む必要はありません。**1日1回程度でいいでしょう。**

毎日の献立を考えるのは容易ではないと思いますが、できるだけいろいろな調理法や食品を取り入れることをおすすめします。

食事リズムで生体リズムを整える！

生活習慣病の予防に効果的な食事のとり方は、毎日決まった時間に食事をする

ことです。1日3食、規則的に食事をとることで体内時計が毎日リセットされ、生活時間や食事時間のリズムを整えることができます。

食事量についても、なるべく腹七～八分目を心がけることで、消化器官を適度に休められ、内臓への負担が減ります。

食事時間が7時間以上空いてしまう、1日2食という食習慣になってしまうと、体が「栄養が入ってこない、これはまずい」と、飢餓状態にあるのだと思い込みます。そのため、次に取り込まれた食事から「今のうちに栄養を余さず取り込もう」と、栄養をたくさん吸収しようとするのです。

飢餓状態ですから、余った栄養を脂肪としてため込み、太りやすい体になってしまいます。

また、空腹のあまり食べすぎると消化に時間がかかり、胃に食べ物がたくさん詰まった状態になってしまいます。そして消化しきれずに残ってしまったものが小腸に押し出されます。

未消化の物があると、異常発酵が起こり腸管内に毒素が発生し、腸内環境を乱

します。また、食べ物の消化吸収が抑制されてしまいます。

第2章で述べた通り、**夕食はできれば起床後12時間以内に食べ、就寝の3時間前は何も食べないようにしましょう。**そうすることで、胃腸を休め、睡眠がよくとれるようになります。

質のよい睡眠は、成長ホルモンの分泌を促します。

成長ホルモンには、睡眠中に細胞を修復する重要な働きがあります。日中に受けたダメージを回復させることで、病気の芽を摘み、健康を保つ助けをするのです。また、皮膚や骨の修復も行いますから、アンチエイジング効果、骨粗しょう症予防効果も期待できます。

成長ホルモンの分泌は、20代でピークを迎え30代からは低下し、80代になると激減してしまいます。若々しい健康的な体を保つためには、この成長ホルモンの分泌をできるだけ促す生活を送ることが大切です。

1日3食をとり、食事量は腹七~八分目を心がけ、睡眠をしっかりとって老けにくい体を作りましょう。

伝統的な和食は高血圧の原因になる!?

年齢とともに上がりやすいのが「血圧」です。気づいたら高血圧の状態になっていたという方も多いと思います。

その予防法としてまず挙げられるのは、薄味を心がけることです。

塩味のもとであるナトリウムをとりすぎると、まず体の中でナトリウム濃度が高くなります。その濃度を薄めようとして血管の中を通る水分量が増えます。

血液を全身に巡らせるためには血管内でポンプのように圧力を加えなければいけません。ナトリウム過多によって水分量が増えると、血管内の圧力が高まります。これが高血圧のメカニズムです。

高血圧は心筋梗塞や脳卒中など命にかかわる病気を引き起こします。具体的な数値としては、日常的に最高血圧が１４０㎜Hg以上、最低血圧が90㎜Hg以上の状態をいいます。

高血圧の方は日々の食事に注意し、少しでも血圧を下げる努力をしなければなりません。

日本高血圧学会は1日の食塩摂取量として6g未満を推奨しています。さらに、WHOの基準ではそれよりもさらに少ない1日5g未満になっています。

和食は、醤油、味噌、塩で味付けをすることが多いものです。和食中心の食事が多いと、この摂取目標量をオーバーすることが多いようです。

日本人の食塩摂取量を示したデータとして、2022年の「国民健康・栄養調査」によりますと、男性は10・5g、女性は9・0gということです。昨今の健康意識の高まりで、だいぶ減ってきてはいますが、厚生労働省や日本高血圧学会、WHOの基準量よりもまだまだ多いのが現状です。

これは他国と比較しても高い数値です。

まずは醤油やソースを使うときは直接、料理にかけず小皿にとって少しずつつける、減塩タイプを選ぶといった工夫から節塩策を始めてみましょう。

調味料と「カリウム」で高血圧予防

ご家庭で料理酒やみりん風調味料を利用している方もいらっしゃるでしょう。しかし、これらの調味料には多少なりともナトリウムが含まれています。

また、**調味料を一切使用しない食事をしても、肉や魚、卵、海藻類といった食品にもナトリウムが含まれており、それらの食品から1日2g程度の食塩相当量を摂取していると考えられています。**ナトリウムはどうしても切り離せません。

そこで最近は、第2章でも触れた**「カリウム」の摂取に注目が集まっています。**

カリウムには、体内の余分なナトリウムを排出する作用があり、カリウムを十分にとっていれば、血中のナトリウム濃度を低下させることができ、血圧も下がります。節塩はもちろん必要なことですが、そればかりに意識を向けてしまうと食事の美味しさや楽しみが減ってしまいます。

薄味を心がけながら、カリウムが豊富な食品を取り入れましょう。

カリウムは、野菜や果物、芋類に豊富に含まれています。ただ、**カリウムは水溶性の成分なので、ゆでたりすると水に流れてしまいます。スープにして汁ごと食べたり、果物や野菜はそのまま生で食べるのがおすすめです。**

また、薄味でも美味しくいただく方法として、干しシイタケや干しエビ、カツオ節、貝類などだしや風味が豊富な食材を使って、薄味でもコクや風味のある味付けにする方法があります。

これらは私がいつもおすすめしている方法です。最初の1週間は慣れないこともありますが、みなさん慣れてくるとやさしい味を美味しく感じられるようになってきます。料理を作るとき、すべて薄味にするのではなく、量や味付けのメリハリで調節するのも手です。**味噌汁は半分の量にする、お椀を小さいものにする、献立のなかの一品だけ味を濃くするという方法もいいでしょう。**

お酢の酸味を利用するのもおすすめです。近年、お酢と血圧の関係の研究が進められ、お酢に血圧を下げる効果が期待できることが科学的に証明されました。

お酢をとることで血圧が下がるのは、主成分である酢酸が細胞に取り込まれてエネルギーとして使われるときにできる「アデノシン」という物質が関係しています。

アデノシンには血管拡張作用があり、血管が広がることにより血液が流れやすくなります。そして血圧が下がります。

ただしその効果に持続性はないので、継続して毎日お酢をとることが必要です。1日大さじ1杯程度を目安に取り入れてみましょう。お酢を使うことで、薄味にもしやすくなり一挙両得です。

糖尿病を予防するために

これまで何度も触れてきた糖尿病は、脳卒中、心臓病、高血圧症と同様に、中高年の方は特に注意したい生活習慣病のひとつです。**2022年「国民健康・栄養調査」の結果では、「糖尿病が強く疑われる人」の割合は、男性で18・1%、女性で9・1%と高めの結果が出ています。**

また年齢層別にみると、男女のいずれでも、「糖尿病が強く疑われる」人の割合は年齢が上がるにつれて上昇します。

糖尿病は血液中のブドウ糖＝血糖をうまく代謝できなくなってしまう病気です。血液中のブドウ糖をコントロールしてくれているのが「インスリン」です。

インスリンは、血液中のブトウ糖を全身の細胞へ取り込むように働きかけます。そして、余ったブドウ糖をグリコーゲンや中性脂肪として合成するのを促す働きをします。インスリンの分泌が正常に行われず、不足したり効きが悪くなったりすると、血液中にブドウ糖がたまってしまいます。このような状態になることを高血糖といいますが、これが続くと糖尿病の発症につながります。高血糖の原因は、日ごろの食生活の乱れや運動不足が関与していると考えていいでしょう。特に食事では、**甘い物、ご飯、パン、麺類など糖質の多い食品のとりすぎや食物繊維の不足が考えられます。**食事のはじめに食物繊維の豊富な野菜やタンパク質が豊富な肉、魚などの良質のタンパク質食品をとること、糖質の多い食品は最後に食べることが有効です。とはいえ、野菜の中でもかぼちゃやれんこんは糖質が多いので、血糖値が高めの方は注意が必要です。

果物を食べると血糖値が上がりやすいと思っている人が多いのですが、**果物に含まれる甘味を構成する果糖はインスリンの分泌を促進しないので、食べすぎず、適度に摂取する分には問題ありません。**

果物の適量は1日200g程度です。

脂肪細胞が血糖値を上げる原因にも

血糖値が上昇する原因は糖質のとりすぎだけではありません。**脂質やタンパク質のとりすぎから体脂肪が増えることで高血糖につながることもあります。**

体の脂肪細胞には、「善玉アディポサイトカイン」と「悪玉アディポサイトカイン」という物質が存在します。**「善玉」のほうには食欲を抑制して太りすぎを防ぐ働きをするレプチンの分泌を促す、血管壁を修復する、インスリンの働きを**

高めて血糖値を下げるというよい働きがあります。

一方、「悪玉」にはインスリンの働きを弱めて血糖値を上昇させる、血圧を上昇させるという悪い働きがあります。体脂肪が増えすぎると脂肪細胞から悪玉が出てしまうので血糖値を上げることにつながります。ですから糖尿病予防では肥満を防ぐことが重要なのです。

日ごろから適正エネルギー量を守り、バランスのとれた食事をすることがとても重要なのです。

脂質異常症にならないために

食事に偏りが見られる人、特に脂質が多い食品や料理が好きな人などは、これまで何度か登場した、悪玉コレステロールといわれる「ＬＤＬコレステロール」の値が高くなる傾向が見られます。

また女性の場合は閉経するとＬＤＬコレステロール値が高くなる傾向がありま

す。

脂質異常症は、血中のＬＤＬコレステロール値が１４０㎎／dℓ以上、あるいはＨＤＬコレステロール値が40㎎／dℓ未満、Ｎｏｎ-ＨＤＬコレステロール１７０㎎／dℓ以上の場合、または中性脂肪（トリグリセライド）値が１５０㎎／dℓ以上（空腹時）、あるいは１７５㎎／dℓ以上（空腹時でない）の場合に診断されます。これを放置すると脳卒中、心臓病など命にかかわる疾患を招くので大変危険です。

血液中のＬＤＬコレステロールが増えすぎると、血管の壁が傷つきやすくなります。その傷に血液中のＬＤＬコレステロールが入り込み蓄積されます。すると白血球の一種であるマクロファージが、これを異物とみなして集まり食べ始めますが、マクロファージは捕食後に動けなくなり、血管の壁にこびりついて塊となります。

その後、破裂して血管の内側にコブ（アテローム）ができ、血管が盛り上がり狭く硬い状態（動脈硬化）になります。

そして、硬くなった血管の壁が部分的にはがれて血栓ができます。

動脈硬化が進行するメカニズム

1. 血管の壁が傷つく

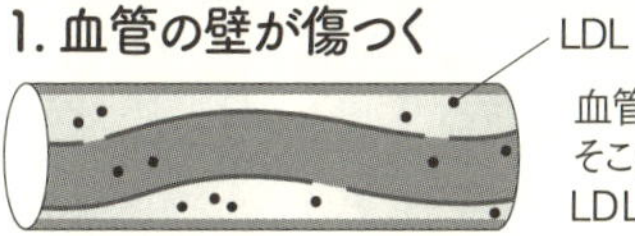

血管の内膜に傷ができ、
そこから血液中の
LDLコレステロールが入り込む。

2. 血管の壁にLDLコレステロールが蓄積

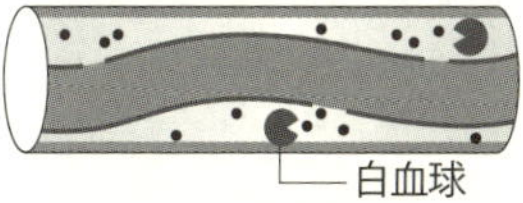

白血球がLDLコレステロール
を食べて、泡沫細胞になる。

3. 粥状の塊が血管内に付着する

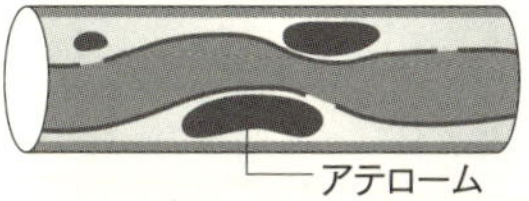

泡沫細胞が破裂して、
血管の内膜に粥状のコブ
（アテローム）ができる。そして、
血管が盛り上がり、狭く硬くなる。

4. 血栓ができて、血管が詰まる

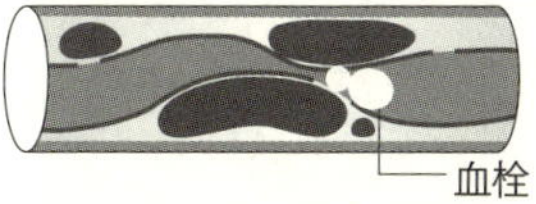

硬くなった血管の壁がはがれて
部分的に血栓ができ、
狭くなった血管をふさぐ。

5. 心臓病や脳卒中などが起こる

出典：からだにeヘルシーレシピ 第一三共株式会社 改変して作成

それが狭くなった血管を詰まらせ、心臓病や脳卒中などを引き起こすのです。

実は動脈硬化は、LDLコレステロールそれ自体ではなく、活性酸素などで酸化変性を受けた、変性LDLコレステロールによって進行します。ですから、LDLコレステロールを酸化させないことが重要になります。

酸化を予防してくれる頼もしい成分が、体内で必要に応じてビタミンAに変わるβカロテン、ビタミンC、ビタミンE。**どれも緑黄色野菜に多く含まれています。**

毎日の食事に積極的に取り入れてLDLコレステロールの酸化変性を予防しましょう。

第三のコレステロールとは?

第1章で述べたNon-HDLコレステロールのうち、LDLコレステロールの他に**「レムナント（残り物）コレステロール」**があります。これは第三のコレステロールと呼ばれ、**最新の研究では、LDLコレステロールと同様か、それ以上に動脈硬化を引き起こすといわれ、注目を集めています。**

動物実験では、動脈硬化を起こしたウサギの血中コレステロールの70％がレムナントコレステロールだったという結果が出ているそうです。

レムナントコレステロールを下げるには食事と運動が効果的と考えられています。

中性脂肪値が慢性的に高い人は、レムナントコレステロールが高い傾向にあります。過度な飲酒や、糖質や脂質の高い料理や食品の食べすぎに気をつけ、運動を取り入れて筋肉をつけることが大切です。

ところで、コレステロールや中性脂肪が体にとって必要ないかといえば、そうではありません。

血液中にはコレステロールや中性脂肪をはじめリン脂質、遊離脂肪酸などの脂質が溶けており、これらは体を作る原料として使われます。

コレステロールは、体内で作るビタミンDやホルモンの材料となり、中性脂肪は細胞に取り込まれてエネルギーとして代謝されます。

リン脂質は細胞膜になったり、遊離脂肪酸は体内の組織でエネルギーとして利用されたりと、私たちの体には必要不可欠です。

血液中の中性脂肪は、糖質を原料に肝臓で作られるものと、食事からとったものが一緒に取り込まれているものです。

肝臓で作られる中性脂肪は、糖質を原料にしています。ご飯、麺類、果物、芋類、砂糖入り清涼飲料水、果物ジュースなどのとりすぎで血中の中性脂肪が高くなりやすいのはこのためです。

また血中に中性脂肪が増えると、ＨＤＬコレステロールが減り、ＬＤＬコレステロールが増えやすくなります。

糖質をとりすぎていた場合、適量にすれば、肝臓で作られる中性脂肪は徐々に減り、正常値に近づいていきます。

また、**適度な運動は内臓脂肪を減らし、中性脂肪や血糖上昇の予防に効果を発**

揮します。

毎日継続して行うことをおすすめします。

骨粗しょう症予防の食事とは？

第1章でも健康寿命を延ばすには「寝たきりにならないこと、骨折をしないこと」が大切だと述べました。女性に多いと思われる骨粗しょう症ですが、最近では男性にも増えているので、きちんとした対策を心がけましょう。

一度骨折しやすい状態になると、なかなか元には戻りません。そうならないように早めに気をつけることが大切です。

骨粗しょう症の予防には、運動と栄養バランスのとれた食事が重要です。

「日本人の食事摂取基準（2020年版）」では、**1日あたりのカルシウム推奨量は、30～74歳の男性が750㎎、75歳以上が700㎎、30～74歳の女性が650㎎、75歳以上が600㎎です。**

カルシウムを多くとれる食品については左の表を参考にしてみてください。

骨に貯蓄されたカルシウムを減らさないためには、毎日の食事からカルシウムをコツコツととる必要があります。

牛乳、ヨーグルト、チーズ、しらす干し、ししゃも、さくらえび、小松菜、かぶや大根の葉、木綿豆腐、糸引き納豆、厚揚げ、切り干し大根、ひじきなどが意識して取り入れたい食品です。

ところが、日々の食事でこういった食品を意識してとっているのに、骨が弱くなっていく人がいます。

その理由のひとつに、**ビタミンDの不足が挙げられます。**

食物でとったビタミンDは、肝臓と腎臓で代謝され活性化されてから、カルシウムの吸収を促進します。

せっかくとったカルシウムを効率よく代謝するためにも、ビタミンDが豊富な鮭、さんま、さばなどの青背魚、卵黄、きのこなどを積極的に食べましょう。き

カルシウムが多くとれる食品

食品群	食品名	摂取量	カルシウム含有量
牛乳・乳製品	牛乳	コップ1杯(200ml)	227mg
	ヨーグルト	カップ1杯(200ml)	252mg
	プロセスチーズ	1切れ(20g)	126mg
野菜類	小松菜	1/4束(64g)	109mg
	菜の花	1/4束(50g)	80mg
	水菜	1/4束(153g)	321mg
	切り干し大根(乾)	煮物1食分(10g)	50mg
海藻	ひじき(乾)	煮物1食分(10g)	100mg
小魚	さくらえび(素干し)	大さじ1杯(3g)	60mg
	ししゃも	3尾(54g)	178mg
豆類	木綿豆腐	1/2丁(150g)	140mg
	糸引き納豆	1パック(50g)	45mg
	厚揚げ	1/2枚(75g)	180mg

のこの中ではキクラゲやマイタケ、エリンギにはビタミンDが多く含まれています。

牛乳はコップ1杯（約200㎖）でカルシウムを227㎎ほどとれます。さらにビタミンDや骨の形成に必要なマグネシウム、骨質の維持にかかわるビタミンKもとれ、効率よく吸収できます。また、カルシウムやビタミンDが強化されたヨーグルトもおすすめです。

喫煙や過度な飲酒、カフェイン飲料の多飲、加工食品や塩分のとりすぎはせっかくとったカルシウムの吸収を阻害してしまうので控えましょう。

「ハッピーホルモン」で健康的な老後を

心が疲れ、ストレスがかかった状態になり、なかなかスッキリしない……。そんな悩みも、食事が解決してくれるかもしれません。

美味しいものを食べたり、買い物をしたり、スポーツをしたりすると、いつの間にか心が落ち着き、スッキリした気持ちになりますよね。

これは別名「ハッピーホルモン」とも呼ばれる「セロトニン」という神経伝達物質が、十分に分泌されたためです。セロトニンは、精神を安定させてくれ、幸福感を高めてくれる素晴らしいホルモンで、必須アミノ酸のトリプトファンから作られます。**必須アミノ酸は、体内では合成できないため食事から補給する必要があります。トリプトファンは肉、魚、卵、大豆・大豆製品、乳製品・牛乳をはじめとした良質なタンパク質食品に多く含まれています。**

人間はストレスがかかった状態になると、消化液の分泌や消化管の運動が低下します。ストレスで食欲が落ちるのはこのためです。

その一方で、ストレスに対応するために必要なエネルギー量は増え続け、体内ではタンパク質の分解が進みます。

さらに、体の中ではストレスに対抗しようとするホルモン（コルチゾール）の分泌が盛んになり、そのホルモン合成のために、**大量のビタミンCが消費されます。**

ストレスに耐える体を維持しながらハッピーホルモンのセロトニンを作り出すためには、タンパク質をしっかりと補給することが大切になります。

また、エネルギーを作り出すためには、ビタミンB群も欠かせない栄養素です。多忙な時期やストレスを感じやすいときは普段よりもしっかりと食事から栄養をとる必要があります。

ビタミンB群を多く含む食品は、**肉、魚、卵、牛乳**などです。また、ビタミンCを多く含む食品は**赤ピーマン、ブロッコリー、ゴーヤー、じゃがいも、さつまいも、キウイフルーツ、いちご、柿、みかん**などです。

いつもより疲れている、心が元気になれないと感じたら、タンパク質が不足しているかもしれません。食生活を見直してみましょう。

良質なタンパク質食品を補給し、ハッピーホルモンをたくさん合成して幸せな気持ちで生活したいですね。

第4章

寿命を延ばす秘訣は朝食にあった！

朝食抜きが生活習慣病につながる！

朝食をとらないと生活習慣病を引き起こすリスクが高まる、ということは第2章で述べました。

若いころから朝食を食べずに過ごした人は、50代以降に「血糖値が高くなった」「糖尿病などの生活習慣病にかかった」「体脂肪率が上がり、太った」といった問題が、朝食をとっている人に比べて多く発生するという報告があります。

なぜこのような問題が起こるのでしょう。

朝食をとらないと、昼食までの間隔が長くなります。長時間、食べ物をとっていませんから、血液中のブドウ糖が少なくなり血糖値が低下します。すると、血糖値を一定に保つため血糖値を上げるホルモンの分泌が高まります。そして、そこで昼食をたくさん食べると食後に血糖値が急上昇することになります。すると、血糖値の急上昇を抑えるために、すい臓から大量のインスリンが分泌されます。こうした状況が長期間続けば、インスリン抵抗性が生じ、やがて、糖尿病の発症につながるのです。

他にも、3食の人よりも2食の人は1食あたりの食事量が多い傾向になります。1食の量が増えるとその分、血糖値は上がりやすくなります。

また、睡眠中は何も栄養をとっていませんから、当然血糖値が低いものです。脳のエネルギー源であるブドウ糖も不足しています。朝食を抜くと、いつまでもブドウ糖が入ってこないため、なかなか頭が働きません。そこで脳は体の中でエネルギー源のブドウ糖を作り、補おうとします。**そこで使われるのが、脂肪細胞の中性脂肪や筋肉に貯蔵されたタンパク質です。**

脂肪細胞の中性脂肪や筋肉のタンパク質からブドウ糖を作り出す仕組みを「糖新生」といいます。糖新生が行われると、筋肉内のタンパク質が分解され、筋肉量が減ってしまいます。実は筋肉を維持するためには、かなり多くのエネルギーを必要とします。筋肉量が減れば、それまで維持していたほどのエネルギーは必要ありません。以前と同じ食事量をとってしまうとエネルギーオーバーとなり、太ってしまいます。

また、睡眠中は一切の栄養は入ってきません。**目覚めた後も何も食べない状態が続くと、体は飢餓の危険を感じて、消費エネルギーをできるだけ節約しようとします。**そして万一に備え、脂肪の合成を促進し始めるのです。

その結果、肥満となり、高血圧症や脂質異常症、糖尿病などを発症するリスクが上がると考えられます。

「朝食を食べないほうが調子いい」「朝食を食べると太りそう」という方もいらっしゃいますし、忙しいのでコーヒーや市販の野菜ジュースを口にするだけ、という方も多いものです。

しかし、いくら現在の体調に問題はないとしても栄養素に偏りが見られるので、将来的な不安は拭えません。

また、痩せ願望が強く、極端な食事制限をして痩せ気味、痩せすぎの方は、低栄養の心配もあり、健康障害をもたらす懸念があります。その生活を続けていれば「病気を防いで健康寿命を延ばす」という目標に黄信号がついてしまいます。

朝食で体内リズムを整える

寝る、起きる、食事をする、働く、排せつする……。私たちはこのような活動をリズムよく行って生きています。例外はありますが、人間は朝日とともに起き、活動し、暗くなれば眠る、昼行性の生活を基本としています。

もちろん、現代社会では難しいことですが、**できるだけ規則的なリズムで過ごすことが、最も体に負担をかけずに、健康で長生きする方法だといわれています。**

「健康を保つためには、規則正しい生活をすること」

という昔からの教えは、決して迷信ではありません。

私たちの体には、毎日の生体リズムを刻む体内時計が、脳や内臓をはじめ体のいたるところにあります。

体内時計を司っているのが「時計遺伝子」です。人間の体には「中枢時計遺伝子」と「末梢時計遺伝子」の2種類が存在します。中枢時計遺伝子は、脳の中にある総司令塔の時計遺伝子です。末梢時計遺伝子は、内臓をはじめ全身のいたる細胞にあります。

体内時計が刻む生体リズムは、約24・5時間なので、私たちが生活している地球上の1日24時間の周期とズレがあります。そのため、私たちの体は、体内時計を毎日、1日24・5時間から1日24時間にリセットして0・5時間のズレを修正しています。

では、どうやって具体的に毎日リセットしているのでしょうか。その方法は、2つ。**朝の光と食事によるものです。**

脳の体内時計を司るのが中枢時計遺伝子です。中枢時計遺伝子は、脳の視交叉《しこうさ》上核《じょうかく》と呼ばれる神経細胞の塊の中にあります。朝の光、特に朝日に多い青い波長の光が網膜を通じて中枢時計遺伝子に伝わることで、脳の体内時計がリセットされます。

末梢時計遺伝子が司る体内時計は、食事をすることでリセットされます。

口から食物が入ることによって胃腸が動き出し、1日の始まりを認識し、各内臓が動き出すのです。朝食をとらないと末梢時計遺伝子がリセットされないため、体の各々の細胞の代謝がしっかりとスタートできず、体温やエネルギー産生が低い状態のままになります。

朝食を抜くと、脳も体も目覚めることができません。活動エネルギーもたっぷり作られないまま1日が始まります。そうなると、体調不良や気力の減退につながることにもなりかねませんので、朝食は必ず食べるようにしてください。

また、最近の研究報告によりますと、食事による体内時計のリセット効果は絶大な力を持ち、脳の視交叉上核を介さなくても脳にある体内時計をリセットできるとされています。

規則正しい生活を送っている人が「目覚ましを使わなくても起きられる」「夜、10時を過ぎると眠くなる」というのは、体内時計が毎日リセットされ、しっかり働いて、体に指示を出している証拠です。もっとも、多忙な生活を送っていると、規則正しくは暮らせません。**ただ、体内時計は、毎日リセット可能です。**

たとえば「たまの休日は寝坊してしまう」程度のズレは体が自動的に調整してくれていますから、過度な心配はいりません。

とはいえ、あまりにも不規則な生活が続く場合は、生体リズムの乱れが慢性化してしまう可能性が高くなります。意識的に体内時計の針をリセットし、正しいリズムを刻み直す必要があります。

カーテンを開けて朝日を浴び、朝食を食べていれば、毎日リセットが働いて体内時計が整います。ホルモンの分泌も活発になり、内臓もしっかりと働きますから健康的な毎日が送れるというわけです。

仕事の都合などで昼夜が逆転している夜型の生活習慣の方は、それがしっかりリズムをもって規則正しく安定していれば、大きな問題はありません。

その場合、夕方や夜に起床したとしても、そのときの最初の食事を「朝食」としてとらえてください。規則正しい食事時間を心がけることが大切です。起きてから2時間以内に食べれば、内臓をはじめとする全身のいたるところにある末梢時計遺伝子が動き出します。朝食のつもりでしっかり食べましょう。

なお、体内時計についての研究はアメリカのジェフリー・ホール博士、マイケル・ロスバシュ博士、マイケル・W・ヤング博士のチームが2017年にノーベル生理学・医学賞を受賞し、その存在と効果が立証されています。

朝食が夜の眠りの質を向上させる

1日のスタートに食べる朝食は、その夜の質の高い睡眠と翌朝の目覚めにも影響を与えます。それは、朝食の内容で質の高い睡眠を誘導する「メラトニン」というホルモンの合成量が違ってくるからです。

朝食に必須アミノ酸であるトリプトファン（肉、魚、卵、大豆・大豆製品、牛乳や乳製品に多く含まれる）をとることで、日中に精神を安定させ、やる気のもとになるハッピーホルモンといわれるセロトニンが合成されます。

そして、セロトニンからメラトニンが合成されます。セロトニンからメラトニンへの合成は、暗くなると始まるとされています。

メラトニンは、体内時計の働きによって朝の光を浴びてから14～16時間後に血中濃度が増大し、眠りをもたらします。眠る前に明るい照明の部屋にいると、分泌は抑制されるため寝つきが悪くなる原因となります。

つまり、午前7時に起床し朝食を食べた場合は、午後11時ごろに自然な眠気がやってくるということです。**メラトニンがしっかり分泌されていると寝つきがよく、ぐっすり眠れます。もちろん、翌朝の目覚めもスッキリです。**

また、やる気を引き出すハッピーホルモン、セロトニンは光を浴びることで分泌のスイッチが入ります。これによって体内時計がリセットされ、日中はキビキビと働き、夜になり暗くなるとメラトニンの分泌が活発となり、ちょうどいい時間に眠れるような理想的なリズムが整います。

夜遅い時間にたっぷりと食事をすると、睡眠の質が下がるうえ、起床しても食欲がなく、朝食を抜いてしまうことになりかねません。遅い夕飯や夜食を満腹になるまで食べている方は控えましょう。脂質の多い食事も消化に時間がかかり質のよい睡眠の足をひっぱりかねませんので、避けましょう。

さらに睡眠の質を保つために注意したいことが5つあります。

まず、**就寝前にはスマートフォンやパソコンを見ることは控えましょう。**液晶画面の強い光、ブルーライトは脳を興奮させて交感神経を刺激し、眠りの質を悪くしてしまいます。眠りにつく前に、できるだけ暗い環境を作り、メラトニンの分泌を促すことで、質のよい睡眠ができるのです。

カフェインを含む飲み物は、夕方ぐらいから控えるようにしましょう。カフェインは興奮作用を持ち、眠気を妨げるのは、みなさんおわかりだと思います。個人差はありますが、カフェインが体に入ると、半減するまでに、成人の場合では2・5～4・5時間かかります。

また、**熱いお風呂は交感神経も刺激します。**交感神経とは、日中体を動かしている活動時に活発になる神経です。安眠のためには安静時や夜になると活発になる副交感神経を働かせることが必要です。

40℃程度の、心地よい温度のお湯にゆっくりとつかることで、心身を穏やかに保つ副交感神経が優位に働きます。また、ぬるめのお湯でゆっくりと体を温めると、入浴後の体温がゆるやかに下がり、心地よい眠りをもたらします。

そして、**睡眠時間は、7時間程度は確保するとベストです。**睡眠不足が続くと食欲を抑えるホルモン「レプチン」が減り、食欲を促進する「グレリン」の働きが増します。つまり、いくら食べても満腹感が得られず食べすぎてしまうのです。さらにグレリンには脂肪組織に脂肪を蓄積させる働きもあるため、睡眠不足が続くと太りやすくなってしまいます。

お酒が好きな方は、寝酒は避けましょう。アルコールを飲むと、確かに寝つきはよいのですが、睡眠の後半になると交感神経の活動が高まり、その興奮作用から目が覚めやすくなってしまうのです。また、アルコールには脱水作用もあるため、喉が渇きやすく、これも安眠を妨げる一因となります。

「早起きをして朝日を浴び、朝食をとる」

これを日課にして、早寝早起き、質のよい睡眠をとる生活にシフトしていきましょう。

質のよい睡眠をとると、体組織の休息や再生が十分に行われます。

内臓の疲労やダメージがスムーズに修復されるため、病気の予防になるということです。もちろん、皮膚も修復、再生されますからシミやシワを防ぎ、若々しい外見を維持することにもつながります。

朝食は簡単に済ませてはいけない

「自分はわりと早起きだし、朝食は必ずとっているから大丈夫」とおっしゃる方もいるかもしれませんね。

ただ、栄養指導にいらっしゃるみなさんの実際の朝食をお聞きすると、「野菜サラダだけ」「トーストとコーヒー」「缶コーヒーのみ」「甘い菓子パンだけ」など、ごく軽めに済ませている人が多いようです。

手軽にビタミンがとれるというイメージから、野菜ジュースやスムージーを朝食にしている人も増えています。ただ、**市販の野菜ジュースは加工されているため、水溶性ビタミンであるビタミンCやビタミンB群が減っています。**

とはいえ、忙しい朝に手の込んだ食事を用意することが難しいのも事実です。

そこで、少しだけ工夫してみましょう。

野菜をたっぷりと入れたスープを前日に作っておき、食パンではなく雑穀パンを選ぶと、簡単に食物繊維やビタミン、ミネラルをとることができます。

また、ブラックのコーヒーよりもカフェオレを飲んだほうが、牛乳のタンパク質をはじめ体に必要な栄養素を摂取できます。

やる気を出すハッピーホルモンのセロトニンの材料は、必須アミノ酸のひとつトリプトファンだということは述べました。トリプトファンは肉、魚、卵、大豆・大豆製品、牛乳や乳製品の良質なタンパク質食品に多く含まれています。**タンパク質は筋肉を作るうえでも欠かせないので、しっかりととることが必要です。**

良質なタンパク食品は、ビタミン、ミネラルの種類や含有量がそれぞれの食品で違いますので、いろいろな食品を食べることが重要です。

ところで、最近の研究で、体内時計を動かすのにベストな組み合わせの朝食があることがわかってきました。

それは、**ご飯と魚の組み合わせです。**インスリンの分泌を促す糖質がメインの主食とDHA、EPAといった魚の脂質、ほかに、タンパク質、ビタミンK、水溶性食物繊維も体内時計を動かしてくれます。

主食、主菜、副菜の組み合わせで1日10品目「かきくけこ、やまにさち」Ⓡを摂るようにすれば、体内時計も動かせますし、栄養バランスも整います。これについては166ページをご参照ください。

そのためには、朝は、主食、主菜、副菜を組み合わせてしっかり食べましょう。

朝は、就寝後から起床まで何も食べ物を口にしていませんので、脳がエネルギー不足になっています。脳のためにも、**朝食で脳のエネルギー源である糖質を補給してください。午前の活動をスムーズに行うことができます。**

また、主食に何を選ぶかも大切です。何でもいいから口にすればよいというわけにはいきません。

あまりおすすめできないのが、菓子パンを毎日食べ続けることです。

気軽にとれるという理由で、朝食に菓子パンを食べている方が多く見受けられます。菓子パンは、栄養の観点からみるとお菓子に属します。

菓子パンの中には、糖質と脂質が高いものが多いため、毎日、定番の朝食として食べていると、中性脂肪やＬＤＬコレステロール（悪玉コレステロール）の値を上げる原因になる場合がありますので、毎日続けてとることはおすすめできません。

他にも、**「トランス脂肪酸」**という、化学的に加工された自然界に存在しない脂肪酸が使われている商品もあります。

このトランス脂肪酸もＬＤＬコレステロール値を上げる原因になります。**トランス脂肪酸はマーガリン、ショートニングなどに含まれています。**トランス脂肪酸は、欧米では使用するにあたっての規制があります。

最近、コーヒーや紅茶にいれる個装の液体ミルクにトランス脂肪酸ゼロの表示を見かけるようになりましたが、日本においては、まだまだのように感じます。

高血圧予防には、佃煮や漬け物は夕食で

和食の朝ごはんに欠かせないものといえば、佃煮や漬け物などの塩蔵品です。準備が簡単でご飯が進むので、朝は登場回数も多くなりがちです。塩味を強くすることで保存性を高めているため、冷蔵庫に常備しやすい食品でもあります。

若い男性に多いのですが、漬け物を野菜としてとらえている方もいらっしゃいます。**しかし、漬け物も佃煮もとればとるほど食塩量が増えてしまい、野菜の代用にはなりませんので認識を改めてください。**

逆に中高年で血圧を気にされていると、その塩味の強さから、「好きだけれど血圧が高いので我慢している」と敬遠する方も少なくないようです。

しかし、塩味が強い佃煮や漬け物には、実はよい面もあります。食欲がないときにもご飯が進みますし、ぬか漬けにはビタミンB1やカルシウム、マグネシウムなどのビタミン、ミネラルが豊富に含まれています。

佃煮もミネラル類が豊富です。夏場に汗を大量にかいたときには、水やお茶と一緒にとることで、発汗で失われたミネラル類の補給にも役立ちます。

では、どのように食べるのがよいでしょうか。

時間栄養学の研究成果によりますと、血圧を上げる作用を促進するホルモン「アルドステロン」は、朝から昼にかけて多く分泌され血中濃度が高くなります。特に朝は一日の中で最も血圧が上がりやすいので、朝食で塩味の強いものを食べすぎてしまうのは要注意です。

夕方になるとアルドステロンの血中濃度が低くなりますので、**佃煮や漬け物は、夕方のお茶うけや、夕食の箸休めとして少量だけいただきましょう。**どうしても朝にこれらの食品を食べたい方は、漬け物なら今までの半分の量にして、それを細かくして数を増やしてみてください。これで今までよりもナトリウム量（食塩量）を減らすことができますし、満足感も得やすいです。

佃煮も、いつもの半分量にして野菜であえれば、ドレッシングなどの調味料も減らすことができ一石二鳥です。

佃煮や漬け物と同じことが、お味噌汁にもいえます。

味噌にはタンパク質が含まれていますし、様々な具材とあわせて作るため、手軽に栄養がとれますが、やはり塩味が強いのがネック。作り方、食べ方には工夫が必要です。

「朝食は、絶対に和食」と決めている方であれば、朝から美味しいお味噌汁を飲みたいところですね。

まず、**だしをふんだんに使いましょう。**味噌、醤油、食塩の量を減らすことができます。

また**生姜などの薬味を入れると、調味料が少なくても美味しくいただけます。具材は、汁の部分が見えないぐらい野菜をたくさん使って具だくさんにしましょう。**野菜にはナトリウムの排出を促すカリウムが多く含まれています。血圧への影響を減らすことができますし、ビタミン類、ミネラル類や食物繊維を補給することができます。

また、どうしてもいつもの塩味でないと我慢できないという方は、味噌汁の汁の量を減らしてみませんか。いつもの半分量にするだけで、ナトリウム量（食塩量）を減らすことができます。

他にも、味噌を減らし、豆乳や牛乳でコクを出せば、ナトリウム量（食塩量）が減っても美味しくいただけます。いつもの味に変化をつけることができます。お試しください。

塩蔵品ではありませんが、手軽にタンパク質がとれる肉や魚の加工品――ハムやソーセージ、練り物、干物などにも、食塩が多く含まれています。たまに食べる分にはよいですが、定番にしないほうが無難だと思います。

朝食をとっても太らない理由

食事後、体が熱くなったり、汗をかくことがありますね。これは食事からとった栄養素の消化、吸収をするために、体でエネルギーが使われているためで、DIT（食事誘導性体熱産生）といわれるものです。

ＤＩＴは朝食時が最も高く、昼食、夕食と時間がたつにつれて作用が低下していきます。ですので、**朝食を食べると太ると考えている方は、安心してください。食べすぎなければ、太りません。**

むしろ、朝食を食べることで体温が上がり、代謝が活発になり1日の消費エネルギーが増えるのです。

第5章

50代からの食事には変化が必要

食が細くなったら……気をつけたいこと

年齢を重ねるごとに、たくさんの量を食べられなくなってきたという声をよく聞きます。

「昔は焼き肉など1人前以上、ペロリと完食していたのに、今は2～3枚のお肉を食べればもう十分……」

という方も少なくないのではないでしょうか。人間は加齢とともに消化吸収力が衰えていくため、どうしても食は細くなっていきます。

近年、高齢者の低栄養が問題になっています。食が細くなったなと感じたら、低栄養に陥らないために注意しなければなりません。

低栄養とは、食欲の低下などから少しずつ食事量が減り、体を動かすために必要なエネルギーや筋肉、皮膚、胃や腸などの内臓を作る原料となるタンパク質が不足した状態のことをいいます。

また、栄養バランスの偏った食事をしていることに気がつかず、長年にわたる栄養不足などから知らず知らずのうちに低栄養になっている場合もあります。

たとえば、肉は中高年の体に悪いので一切食べないといった極端な食事をしている方などは、1日に必要なタンパク質量が少ない可能性があります。

低栄養の症状として、体重が減少する、筋肉量や筋力の低下、元気がない、風邪などをひきやすく治りにくい、傷が治りにくい、下半身や腹部がむくみやすいなどがあります。他に食事量が減ることで、水分摂取量も減り、脱水症状を起こすこともあります。


低栄養になる高齢者に不足している栄養素は、タンパク質です。


厚生労働省「日本人の食事摂取基準（2020年版）」によりますと、1日のタンパク質推奨量は、65歳以上の男性が60g、女性が50gです。

そして1日で50～60gのタンパク質をとるには、1食あたり20g以上のタンパク質を3食に分けてとることが望ましいとされています。3食均等にタンパク質をとれば、筋肉の材料として効率的に利用されるという研究報告があるからです。

また、肉は体に悪い、年をとったら食べないほうがよいと考えている方は、脂肪やコレステロールを気にしているように見受けられます。

もちろん食べすぎれば、脂肪の摂取量が増えて、体脂肪の増加、ＬＤＬコレステロール値を上げる原因を作ります。

コレステロール＝悪と思われている方もいらっしゃいますが、そうではありません。

ここまでにも述べたように、コレステロールは体に必要不可欠なものです。皮膚表面の膜を作る、ホルモンを作る他、ビタミンＤや、肝臓から分泌される胆汁酸の原料になります。そのため、コレステロール値が低くなりすぎると、これらの作用がうまく働かなくなり体に支障をきたします。

コレステロールは、70～80％が肝臓で合成され、残りの20～30％が食事から摂取されます。一度の食事から大量にコレステロールをとっても、体の中で調整しているため急に増えることはありません。

栄養指導に来られる患者さんの中には、ＬＤＬコレステロールとＨＤＬコレステロールを全く異なる性質のコレステロールと勘違いされている方がいらっしゃいます。

ＬＤＬ、ＨＤＬというのは、コレステロールなどの脂質を運ぶ輸送体の名前で、リポタンパク質と呼ばれるものです。形状や大きさ、比重、働き方が異なるため呼び方を変えています。

ＬＤＬコレステロールは、コレステロールを肝臓から全身に運びます。そのときに、血管の壁にコレステロールをくっつけて動脈硬化を進行させる原因を作るため、悪玉コレステロールと呼ばれます。

一方、ＨＤＬコレステロールは、全身の血管の壁にくっついている古いコレステロールを回収して肝臓に戻しています。そのため、善玉コレステロールと呼ばれます。

このようにコレステロールは体の中で働きを担っているのです。

コレステロール値を気にしてタンパク質不足に陥ってしまうと、筋力の衰えにつながるため、転倒や骨折を引き起こす可能性も高まります。

そして、タンパク質不足、鉄分不足から貧血になりやすく、疲れやすくなることもあるでしょう。

80歳を超えても現役で活動している人の食生活を見ると、好き嫌いせずに何でもバランスよく食べて、肉や魚、卵、乳製品や牛乳など、タンパク質が豊富な食べ物をまんべんなくとっているという報告もあります。

肉は、豚肉や鶏肉、牛肉、羊肉、さらに部位によっても栄養価が異なるので、いろいろな種類を食べる必要があります。今日は豚もも、明日は牛ヒレ、次の日は鶏もも、といった具合です。

また、少なすぎず多すぎない適量をとることが肝心です。中高年の方であれば、1日100gが目安です。もちろん、皮や脂を除いた量です。

肉、魚、卵、大豆・大豆製品、乳製品や牛乳などの良質なタンパク質を毎日、過不足なくとれば、免疫力がアップし、エネルギー代謝も円滑になります。

つまり、病気になりにくく、疲れにくい若々しい体が作られるということです。

「昔に比べて太りやすくなった」の理由

「昔は寝れば疲れがとれていたのに、年齢を重ねるごとに寝ても疲れがとれなくなってきた……」「そんなに食べていないのに太りやすくなった……」「若いときはどんなに暴飲暴食しても全然太らなかった、健康診断でも引っかからなかった」日々の暮らしの中で、そんな風に感じることはありませんか？

これらの主な原因は、代謝の低下によるものです。代謝は、体を構成している細胞で行われています。しかし、加齢とともにその細胞の数が減ったり、細胞の機能が低下したり、若いときのようにスムーズに機能していかなくなります。

ちなみに、細胞は、体の部位によって古い細胞から新しい細胞へ入れかわる日数が異なります。たとえば皮膚の寿命は28日、小腸は24時間、胃は1～2日、肝臓は1年、脂肪細胞は数年、赤血球は4カ月とされています。この周期も、加齢とともに遅くなっていきます。

では、具体的に代謝とはどのようなことをいうのでしょうか。

代謝とは、食事から取り入れた食べ物の栄養素が、体の中で、筋肉や血液、ホルモンに変わったり、脳や体を動かすためのエネルギーに変化する働きのことです。

代謝の働きが円滑であれば、体の機能が正常に作用するため健康維持ができ、元気ハツラツに若々しくいられます。

代謝が低下すると、エネルギーの産生、エネルギーの消費が弱くなります。エネルギー不足の体では、疲れを感じやすくなりパワー不足になります。また、代謝が円滑に進まず、エネルギー消費が減れば、太りやすくなります。「若いときはどんなに暴飲暴食しても全然太らなかった、健康診断でも引っかからなかった」という方が、中高年になり太りやすくなるのは、こういった理由があります。

ほかにも、栄養が十分に体で利用されない事態も起こります。

たとえば、コレステロール。中高年の女性に多いのですが、閉経後、必要とされるコレステロールの量が減るため、当然、余剰分が出ます。余ったそれは血液中にあふれ出し、血液検査でのＬＤＬコレステロール値に顕著に表れるのです。

ですので、私たちは年齢を重ねるにつれ、適度な運動をし、食習慣を正してバランスのよい食生活にシフトしていく必要があります。

バランスのとれた食事とは、主食、主菜、副菜を組み合わせて食べるということです。さらに、どんな食品、調理方法を選ぶか、そしてその摂取量にも気をつけましょう。

ＬＤＬコレステロール値が多少高くても、すぐに自覚症状は現れません。そのため、検査結果を見て医師から注意を受けた程度では、本気で食事を改善する方は少ないように感じます。

しかし、そのまま放置した結果、気づいたときには大変なことになっていた、というケースも少なくありません。突然、心筋梗塞の発作を起こすという可能性もあります。毎日の食生活を少しずつ変えるだけでも、数年後の結果は大きく違ってきます。

また、普段から肉や乳製品・牛乳などの摂取量に気をつけていても、なかなか数値が改善されないという方は、思わぬ食品が原因になっているのかもしれません。植物性の食品はヘルシーな印象がありますが、**熱帯地域由来の食品には、LDLコレステロール値を増やす飽和脂肪酸が多く含まれるものがあり、食べすぎに注意してください。**

たとえばアボカドです。アボカドはカリウムや食物繊維は多いし、LDLコレステロール値を下げるとされる一価不飽和脂肪酸（オレイン酸など）が多く含まれています。その半面「森のバター」と呼ばれるほど脂質が多く、高カロリーです。

1回に食べる量は1／4個程度に抑えましょう。

ナッツ類、ココナッツミルクも食べすぎれば飽和脂肪酸量が増えるので、控えめに。

また、コレステロール合成酵素の活性は、夜間に高まることが時間栄養学の研究でわかっています。コレステロールが気になる方は、夕食に飽和脂肪酸の多い食品を食べることは控えたほうがよさそうです。

昔と同じように食べていると危険な食品

今まで当たり前のように食べていたものでも、年齢を重ねるにつれて、体脂肪が作られやすくなります。

菓子パンやスナック菓子、チョコレート、インスタント麺などの加工食品は、飽和脂肪酸、トランス脂肪酸が含まれるものが多く、製品によっては、コレステロール値を上げてしまう場合があるので、食べすぎに注意しましょう。

お酒も同じです。アルコールの代謝過程で生成された酢酸は、二酸化炭素と水に分解されて排出されますが、食事をたっぷりとっていると、分解されずに中性脂肪が作られる代謝へシフトし、体脂肪へ変わりやすくなります。

そもそもアルコールは代謝される過程で中性脂肪が作られやすい性質があるのです。

もっとも、適量であればアルコールそのものが体脂肪として体に蓄積することはあまりありません。ただ、代謝が鈍くなる中高年以降も、若いころと同じように飲んでいれば、太りやすくなるのは当然です。

みなさんの中には、健康のため、糖質やプリン体など一部の成分がカットされているアルコール飲料を選んでいる方もいるでしょう。あるいは血糖値を気にされて、ビールやワインなどの醸造酒ではなく、焼酎やウイスキーなどの蒸留酒を選んでいる方もいるかもしれません。

しかし、いずれも飲みすぎて、アルコールの摂取量が増えると、アルコール代謝の作用により、血糖、尿酸、中性脂肪などの値を上げてしまいます。

近年、厚生労働省から健康に配慮した飲酒に関するガイドラインが公表されました。その中で、飲酒量と健康リスクに関して、様々な研究結果に基づく疾病別の発症リスクを上げる飲酒量（純アルコール摂取量）が挙げられています。他に、国立研究開発法人国立がん研究センター発行の科学的根拠に基づくがん予防では、男性を対象とした研究結果が紹介されています。それによると1日あたりの平均

飲酒量の目安（純アルコールにして20g）

ビール アルコール度数約５度	→	中びん１本 （500ml）
日本酒 アルコール度数約15度	→	１合 （180ml）
焼酎 アルコール度数約25度	→	0.6合 （約110ml）
ウイスキー アルコール度数約43度	→	ダブル１杯 （60ml）
ワイン アルコール度数約14度	→	1/4本 （約180ml）
缶チューハイ アルコール度数約５度	→	1.5缶 （約520ml）

出典：公益社団法人アルコール健康医学協会

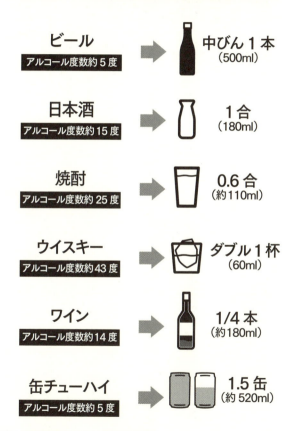

飲酒量（純アルコール摂取量）23g未満の人に比べ、46g以上で40%、69g以上で60%程度、がんになるリスクが高くなることがわかったとのことです。飲酒はほどほどとし、飲む場合は1日あたり純アルコール摂取量で約23g程度までとしています。また、「健康日本21（第3次）」では、生活習慣病のリスクを高める量（1日あたりの純アルコール摂取量が男性40g以上、女性20g以上）を飲酒している者の減少（10%）を目標としています。

純アルコール量約20gに相当する量は、以下の通りです。

ビールなら中びん1本（500mℓ）、日本酒なら1合（180mℓ）、ワインならグラス2杯（180mℓ）、焼酎（25度）なら110mℓ、ウイスキーなら60mℓです。

若いころからお酒を毎晩飲んでいる方は、お酒を飲まずに肝臓を休ませる「休肝日」を週に2日は作るべきです。また、アルコールはご飯や麺類などの糖質が多い食品と同じように考えてください。

食事中に飲む場合は、主食の量を減らし、糖質の量をコントロールしましょう。

また、お菓子がやめられないという方も多いと思います。

ケーキやクッキーなどの洋菓子には、バターやショートニング、生クリーム、砂糖などの糖質と脂質が多く使われています。和菓子にも砂糖、小豆、もち米などの糖質が多く使われています。

ただ、脂質はそれほど多くないこと、あんこの原料となる小豆には食物繊維が多く、コレステロールや血糖、血圧などに対してよい作用があることから、洋菓子に比べて体によいといわれることがあります。しかし、体にとって余分なカロリーをとることに変わりはありません。必要なカロリーと栄養は3度の食事からとり、お菓子はあくまでオマケです。おやつにお菓子を食べるのは当たり前、という意識は捨てましょう。

お菓子を食べるときには「本当に食べたいものを選んで食べる」ということが必要です。お菓子の袋を開けるその前に、それが心から食べたいものかどうかを一度考えてみてください。「なんとなく口さみしいから」「買い置きをしていたから」「賞味期限が近いから」という理由なら、あきらめましょう。

「和菓子か洋菓子か」で悩んだら、その日の献立で決めるといいでしょう。
たとえば、その日の食事に揚げ物を食べる予定があったら、脂質の多い洋菓子ではなく油を使わない和菓子を選ぶなど、バランスを考えながら取り入れることをおすすめします。

「フレイル」と「サルコペニア」に注意

現代社会においては、交通機関も便利になり、歩いて出かける機会が減っているように感じます。バスやタクシーもあり、スーパーやデパートに出かけなくてもインターネットで注文すれば、欲しいものを配達してくれる世の中になりました。

なかなか外に出られない環境の方にはありがたいのですが、そのためか、昔と比べると人の体の機能が低下するスピードが速いように感じます。

第1章でも述べましたが、加齢に伴い体全体の機能が弱ってきてしまう状態を

「フレイル」といいます。

フレイルの要因のひとつに「サルコペニア」があります。**これは、骨格筋量の減少と筋力低下により身体機能が低下した状態をいいます。**

加齢は誰しも避けて通ることはできません。どんなに健康な人でも、年齢とともに筋力が低下し、持久力やバランス感覚、反射神経などに衰えが出るのは仕方ありません。加齢に伴い運動量も減っていくので、筋力も落ちます。そして徐々に認知機能も低くなっていきます。ただ、それを「自然の摂理」としてあきらめてしまうかどうかで、健康寿命の長さは決まってしまいます。加齢は避けられませんが、衰えていくスピードをゆるやかにすることはできます。そのためにも、適度な運動とバランスのよい食事を心がけることが大切です。

「日本人の食事摂取基準（2020年版）」では、タンパク質の摂取不足は高齢者におけるフレイル及びサルコペニアに強く影響を与えているとしています。

フレイル及びサルコペニアの発症予防を目的とした場合、高齢者（65歳以上）では少なくとも1・0g／kg体重／日以上のタンパク質を摂取することが望ましいとされています。

フレイルは、健康な状態と要介護状態の中間の段階をいい、早く介入して対策を行えば元の健康な状態に戻る可能性があると考えられています。

このフレイルを引き起こす主な要因は2つ、「老化」と「疾病」が考えられています。

老化は、筋肉量や筋力の低下、口腔機能の低下、認知機能の低下をもたらします。

疾病は、生活習慣病が代表的ですが、治療がうまくいかないことが考えられます。たとえば、血圧が高くても治療を受けていないなど、持病の治療を放置していることがあります。

人はどうしても年齢とともに自然に筋力や筋肉量などが低下していきます。だれでも高齢期にはいると若いころと違って何かしら心身や社会性の面でダメージがあったときに、回復できる力が低下してきます。こういうことから生活を送るために誰かの助けが必要となり、要介護状態へと移行していきます。

フレイルは、**身体的な衰え**（身体的フレイル）、**心理・精神的な衰え**（精神・心理的フレイル）、**社会性の衰え**（社会的フレイル）の大きく3つの側面があります。

身体的な衰え（身体的フレイル）は、運動器の障害で移動機能が低下（ロコモティブシンドローム）や、筋力・筋肉量が低下（サルコペニア）するなどがあります。また、オーラルフレイルという口腔機能の低下も起こります。食べ物が噛みにくい、飲み込みにくい、食べこぼす、さらには嚥下《えんげ》障害や摂食障害をもたらします。

心理・精神的な衰え（精神・心理的フレイル）は、高齢期になり、定年退職、パートナーを失うなどの生活環境の変化などが原因でうつ状態になることや、軽度の認知症の状態などがあります。

社会性の衰え（社会的フレイル）は、年齢とともに社会と接する機会が減り、人とのつながりが遠のくことで起きる独居や経済的困窮の状態などがあります。

近年、新型コロナウイルスにより、人と会う機会が減り一人で過ごす高齢者が増えました。人と接することは、健康的に前向きに生きる意欲にもつながるため、社会性を維持することができます。

この3つのフレイルはつながっており、負のスパイラルから自立した生活を送ることがだんだんできなくなる自立度の低下が進んでいきます。

しかし、健康な状態へ戻ることもできる特性があるので、しっかりと自分の状態を知り、予防に取り組むことが肝心です。

フレイル予防は、タンパク質をしっかりとり栄養バランスのとれた食事をすることです。歩いたり、筋トレをしたり、運動をすること、余暇活動や就労、ボランティアなど社会参加をすることが大切となります。

認知症も食事で予防できる！

認知症は、異変から発症までの期間が10～20年ほどあるといわれています。そして、この時期に適切な対策を行うと、症状を軽減させたり発症時期を遅らせることが可能である、ということがわかっています。

アメリカのイリノイ大学の研究チームのデータによると、**有酸素運動には脳機能の低下を防ぎ、脳を若く保つ働きがあることが明らかにされています。**有酸素運動を行うことによって体に酸素を取り込み、脳内の血液の流れがスムーズになることで記憶力の強化に結びつくというものです。

また第1章でも触れましたが、認知症の中で最も多いアルツハイマー型認知症の原因とされるアミロイドβタンパクというタンパク質は、40歳ごろから脳に蓄積し始めます。

近年、様々な研究成果により、認知症予防のために注意すべき点がわかってきました。それは、血糖のコントロールです。

実は、糖尿病の人は、そうでない人に比べて認知症になるリスクが高いことがわかってきました。インスリンは血糖のコントロールや神経細胞のサポート、筋肉合成にかかわるなど重要な働きをしています。

役目を果たしたインスリンは、インスリン分解酵素によって分解されますが、同時に、この酵素がアミロイドβタンパクも分解していることがわかっています。

そのため、アミロイドβタンパクの分解が不十分になり、アミロイドβタンパクが蓄積していきます。それによって脳の神経細胞が死んでしまうと考えられています。

アルツハイマー型認知症を「脳の糖尿病」と呼ぶ研究者もいるほど、血糖と認知機能は深い関係にあるということです。

一般的に、認知機能は50歳ごろから低下し始め、55歳ごろには明らかな低下が見られます。**アミロイドβタンパクは加齢によって少しずつたまっていき、脳の神経細胞の外に老人斑というシミのようなものを作ります。それは脳細胞の働きを邪魔して細胞を死滅させ、脳を萎縮させてしまいます。**つまり、認知症の始まりです。

アミロイドβタンパクは、認知症の症状が発症する20年ほど前から脳内にたまり始めます。認知症の発症を遅らせたり、正常な状態に戻すには、発症する前——40～50代には糖質のとりすぎに注意し、血糖値を安定させることです。

40歳を過ぎたら、体だけではなく脳の健康寿命のためにも食生活の改善が大きなポイントとなるのです。

また、高齢者糖尿病の追跡研究である「J-EDIT研究（The Japanese Elderly Intervention Trial研究）」によると、偏った食事や低栄養が認知機能の低下につながることが明らかにされています。栄養の摂取状況と、認知機能の低下との関連性については、次のような結果が出ています。

それは、βカロテン、ビタミンC、ビタミンEなどが含まれる**緑黄色野菜の摂取量が少ないと、認知機能の低下につながるということです。**この認知機能を正常な状態に維持するには**1日100g以上の緑黄色野菜をとることが望ましいとされています。**

そして、認知機能の維持の面ではビタミンA、ビタミンD、ビタミンB群、タンパク質の摂取不足が関係するとされています。牛乳やレバーに多く含まれるビタミンA、緑黄色野菜に含まれるβカロテンは、体内に吸収されると必要に応じてビタミンAに変わります。ビタミンDは魚や卵黄、きのこ、ビタミンB群は肉や魚、牛乳、緑黄色野菜に多く含まれます。

腸内環境を整えて免疫力の低下を防ぐ

みなさんの腸は健康だと思いますか？

腸は食事からとった栄養を吸収する器官であることはいうまでもありません。**腸が悪くなると体に必要な栄養が吸収されず、消化されないまま体外に出てしまいます。**また、腸には病気から体を守る免疫細胞が集まっており、そのため「腸が悪い人は風邪をひきやすい」ともいわれています。

腸の状態を調整しているのが腸内細菌です。私たちの腸内には、1000種類100兆個ほどの腸内細菌が存在しています。重さにすると約1kgにもなる、といいますから驚きです。

腸内に細菌がバランスを保ちながら棲み着いている様子は、花畑にたとえて「腸内フローラ」と呼ばれています。腸内フローラは加齢とともに変化が起きます。**特徴的なのはビフィズス菌などの有用な働きをする菌の減少とウェルシュ菌などの有害な働きをする菌の増加です。**

かつては腸内で日々、善玉菌と悪玉菌が戦っていて、善玉菌が優勢な環境がよいと考えられていましたが、腸の研究が進むにつれてこの考え方は相応しくなくなってきました。同じ菌が、有益な代謝物と有害な代謝物の両方を作り出すこともあるからです。

現在は、多種多様な菌が存在し、新しい菌と古い菌が入れ替わるなど常に揺れ動きつつもバランスがとれている状態こそが、よりよい作用を生み出す理想的な腸内環境と考えられるようになりました。

腸内環境を整えるには、プロバイオティクスの利用がおすすめです。プロバイオティクスとは腸内環境を改善することで人の健康に大きくかかわる、生きた微生物のことです。

プロバイオティクスには、乳酸菌シロタ株、ビフィズス菌ＢＹ株など、多くの種が存在しています。これらは、腸内で乳酸や酢酸・酪酸などの短鎖脂肪酸を作り出すことで腸内を酸性に傾かせ環境を整えています。

最近では、様々なプロバイオティクスを含んだ商品が出ています。乳酸菌飲料やヨーグルトとして、スーパーやコンビニで手軽に手に入りますから、チェックしてください。

健康的な食事をすることが基本ですが、これに加えて**日ごろからプロバイオティクスを多く含む乳酸菌飲料やヨーグルトを上手に利用し、体に有益な菌を味方につけて免疫力をアップさせることをおすすめします。**

体脂肪と食べ方を見直すことが必要

「このぐらいの活動をしたときには、このぐらい食べよう」などという自分でルールを決めている方も多いでしょう。

たとえば、

「今日はあまり動かなかったから油は控えよう」

「今日は外回りの仕事で数十分は歩いたから、かつ丼大盛りでも大丈夫」

といった、献立を考える風景です。

しかし年齢を重ね、ライフスタイルが変化すると、この自分のルールにズレが生じ、体重の増加につながることがあります。これは今の自分の身体活動と食事量の調整のズレに気づいていない場合があります。肥満を防ぐためには、そのズレ幅を自覚し、解消していくことをおすすめします。

また、肥満になると腰やひざに負担がかかり、歩くのが困難になりがちです。これはサルコペニアにもつながります。しかし、やみくもにダイエットをすれば栄養不足に陥ってしまいます。中高年にとって最も必要なことは、栄養バランスのとれた食事習慣、そして運動習慣をつけることです
まず取り組むべきことは、現実を知ること。体重をチェックしましょう。

その場合、体脂肪も測れるとベストです。体重計の場合は水分量でも体重が増減するので、体脂肪を計測することをおすすめします。

体脂肪率が高い方は、血中の中性脂肪値や血糖値が高いなど、他の問題も抱えていることが多いもの。健康状態の把握にもつながりますので毎日計測しましょう。

そして、その結果を記録しておくことも大切です。できれば食事内容も書いておきましょう。その記録をもとに、自分の体調やその日1日の食事のバランス、食事量を確認してください。

次に、**食事量のズレを修正します。**体重が減らない人は、まずは食べる量を変えることが大切です。お腹いっぱいまで食べている人は腹七～八分目を意識しましょう。

そして**量だけではなく、料理の組み合わせも見直してください。**たとえば昼食にうどんを選んで、さらにおにぎりも食べている方は糖質過多となります。主食は1つに限定してください。外食のときには野菜料理の小鉢がついている定食を選びましょう。

ご自分で料理をされることが多い方は、調理法を変えることをおすすめします。

揚げ物、炒め物の回数を減らしてみてください。**かわりに油を使わない「煮る」「蒸す」などの調理法も取り入れてみてください。**

さらに、食品の選択も大切です。野菜をたっぷり食べることは大変結構ですが、**糖質の高いかぼちゃやれんこんなどには注意を。**食べすぎは糖質過多になりますので、控えめにしてください。また、**さつまいもやじゃがいもを野菜だと思っている方もいますが、芋類は糖質が多く、ご飯と一緒に毎食食べれば、カロリー過多につながります。芋を食べるときはご飯を減らすなどの工夫をしてください。**

毎日少しずつ気をつけることで、健康的な体に変わっていきます。無理のないダイエットにもなり、若いころの体形に近づくことも可能でしょう。

野菜を食べる「意味」をしっかり理解する

健康な体を維持するために、野菜をたっぷりとることが大切なことはいうまでもありません。しかしながら、意識して食べているつもりでも、実は野菜不足に陥っている方も多いのです。

朝だけ野菜をとる、夜だけサラダを食べるなど、偏った野菜のとり方をしている場合に多く見られます。**野菜は毎食、まんべんなくとることが大切です。**

なぜ野菜を毎食とるべきか――その理由をみなさんはご存知でしょうか？

食事でとった炭水化物やタンパク質、脂質といった栄養素は、体内で分解されるときにビタミンやミネラルの助けを借りて代謝されます。そのビタミン、ミネラルが豊富に含まれているのが野菜です。

ご飯や肉、魚などを消化し、栄養を吸収するときに、ビタミンやミネラルを含んだ野菜を食べることに大きな意味があるのです。

「野菜は1日350g以上食べましょう」という文言を、どこかで聞いたことがあると思います。東京都福祉保健局によると、350g以上の野菜を摂取することで、1日あたりに必要なカルシウム、カリウム、ビタミン、食物繊維等の栄養素を確保することができるからとのことです。

ビタミン、ミネラルは、体の機能を整えるうえで大切な役割がありますので、欠乏すると体調不良や病気の原因になります。

また、野菜には食物繊維が豊富に含まれています。**食物繊維は、腸内環境を整える働きや、便の材料にもなります。食物繊維が少ないと、便の材料が不足し、大腸内の老廃物、有害物質、余分なコレステロールなどを外に排出できません。**これもまた病気の原因を作る要因となります。

いくら野菜が体によいといっても、野菜だけの食事では体に必要なタンパク質がとれません。

その逆に、肉だけの食事では、タンパク質の代謝を助けるビタミン・ミネラルが十分ではありません。**1種類の食品で体に必要なすべての栄養素を満たすことは不可能です。**必要な栄養素が十分にとれない食事はバランスがよい食事とは決していえません。食品は上手に組み合わせることで、期待以上のパワーを発揮してくれるのです。

飲み会の前のおにぎりが健康を守る

ご家族や友人、あるいは医師から、どんなに注意を受けてもお酒を飲みすぎてしまう方がいらっしゃいます。

「わかってはいるけど……」という方のために再確認してみましょう。

まず、**アルコールを飲むと胃に負担がかかってしまいます。**アルコールは飲んだ量の1～2割は胃から吸収されるため、たくさん飲めば、それだけ胃が疲れてしまうのです。

胃の働きが悪くなると、本来の働きのひとつであるタンパク質の消化が弱まり、タンパク質を分解する働きも低下してしまいます。すると、十分な栄養の吸収ができません。また、空腹の状態でお酒を飲んでしまうと、血中アルコール濃度が高まりやすく、酔いやすくなるのは、どなたでもご存知のことと思います。

また、酔った状態になると、脳の作用が低下して満腹感を感じにくくなってしまいます。十分におつまみを食べたはずなのに、シメのラーメンを食べたくなるのはそのためです。酔いにまかせて食べすぎ飲みすぎはいけません。

そこで、酔いをゆるやかにするために、**お酒を飲む前におにぎりを1つ食べることをおすすめします。**

お酒を飲む前に炭水化物をとることで、アルコールの吸収速度を抑え、胃への負担を和らげることができます。おにぎりは満腹感が得られやすく、コンビニなどでも手軽に買えるので、実行しやすいはずです。お店に入る前や、飲み会なら待ち合わせ時間の少し前に食べておきましょう。

お酒の席には唐揚げや天ぷらなど、脂質の高い美味しいおつまみがつきものです。おつまみを食べすぎないためにも、飲む前のおにぎりはおすすめです。

また、飲み会前にどうしてもおにぎりが食べられない場合は、最初のおつまみに**有機酸（酢酸・クエン酸）や油脂類が含まれたものを飲み始める前に食べてください。**アルコールの急激な吸収を抑えてくれます。

マリネ、カルパッチョ、ドレッシングのかかったサラダなどがおすすめです。

歯が溶ける「酸蝕歯《さんしょくし》」に気をつける

みなさんは、８０２０（ハチマルニイマル）運動をご存知でしょうか。これは「80歳になっても自分の歯を20本以上保とう」という運動のことです。歯の健康と健康寿命には、深いかかわりがあるといいます。

愛知県知多半島の65歳以上の住民を3〜4年追跡した研究では、**歯が多く残っている人や義歯を入れている人では、歯が少ない人や義歯を入れていない人に比べて「認知症の発症や転倒する危険性が低い」という結果が出たそうです。**

このことからも、歯の健康を維持することに健康寿命を延ばす秘訣があるということがいえるでしょう。

歯の健康維持は、虫歯だけに気をつければよいというわけではありません。みなさんは「酸蝕歯《さんしょくし》」をご存知でしょうか。酸によって、歯の表面のエナメル質が軟らかくなり、歯が溶けてしまう状態をいいます。高齢者だけではなく、若い人にも発生し「歯の生活習慣病」ともいわれています。

食事をとった後は、口内が酸性に傾きます。これは、口内に棲む細菌が食事からとる糖質をエサにし、同時に酸性物質を吐き出すためです。酸性に傾いた口内を中和するのが唾液です。唾液をしっかり出すことで、酸が素早く中和され、歯が侵食されることを防げるのです。

唾液はしっかりと噛むことで分泌されますが、最近は軟らかい食べ物が多く、咀嚼回数が減っています。そのため、口内がいつまでも中和されず、酸蝕歯となる人が増えているのです。

もちろん、ダイレクトに影響を及ぼす酸性の飲み物を好むと、酸蝕歯が進行することになります。特に酸の強いスポーツ飲料や炭酸飲料、果汁飲料、乳酸菌飲料を好んで飲む人は酸蝕歯が発生しやすくなります。

ワインを片手に読書やビデオ鑑賞を楽しむことが趣味、という方は要注意です。ワインは酸性の飲み物で、ゆっくりと時間をかけて飲むことが多いものです。つまり、酸と歯が接触する時間が長く、噛む行為がありませんから、唾液の働きも弱くなります。そのため、歯が溶けやすいのです。また、睡眠中は酸を中和する唾液がほとんど出ません。酔ってそのまま寝てしまうと、ますます酸蝕歯が進むことになります。

予防策としては**「だらだらと飲まないようにする」「飲んだ後にはうがいをしたりして口の中をすすぐ」**の2点を心がけましょう。

歯磨きは飲食後、30分以降にしてください。飲食直後は酸の影響で歯のエナメル質が軟らかくなっています。これを「脱灰」といいます。脱灰の状態ですぐに歯磨きをしてしまうと歯が傷みやすくなり、かえって歯の表面が削れてしまうのです。30分を過ぎると、唾液の力で口の中が中和され、歯は硬い状態に戻ります。これを「再石灰化」といいます。歯磨きは再石灰化の後に行ってください。

飲食の頻度が高い、あるいはいつまでも飲み物が口に入っている状態だと、歯はいつまでも脱灰状態を抜け出せず、溶けやすくなります。けじめのある規則正しい生活は、歯の健康にも有効です。

第6章

体に効く！食事のとり方

食事日記で自分の食生活を知る

患者さんの栄養指導をしていると「人は意外と自分が食べたものを忘れているものだな」と感じます。2日前の夕飯のメニューを思い出せない……、そのようなケースは珍しくありません。恥ずかしながら私にも当てはまります。

以前、こんなことがありました。栄養指導をご家族同伴で受けに来られる方のお話です。ご夫婦で来られた患者さんでしたが、ご本人が、毎日、何をどのくらい食べているかをお話しされていると、ご家族から「もっと食べているわよ」と横から補足される場合がよくあるのです。

また、女性の患者さんに多いのですが、「そんなに食べていないのにどうして痩せないのかしら」とおっしゃる方がいらっしゃいます。その後、食事記録を書いていただくと、「私、こんなに食べていたんですね。自分でもびっくりしました」と、今までの食べすぎを反省する方もいらっしゃいます。

私が行っていた栄養・食事分析では、患者さんに食事記録《3日分》をつけていただいていました。

朝食、昼食、夕食、間食で何を食べたか、料理名、材料名、量を記入していただきます。もちろん、内容が詳しければよりよいのですが、大まかでもかまいません。それをもとに、私が集計させていただいています。3日分の朝食、昼食、夕食、間食、それぞれのエネルギー、糖質、脂質、タンパク質、食物繊維、食塩相当量、ビタミン類、ミネラル類の過不足がわかります。

飽和脂肪酸が目標量（7％以下）より多いか、また、炭水化物、タンパク質、脂質のバランスがとれているかということも確認できます。それらを表やグラフで表すため一目瞭然です。

患者さんが書いた3日分の食事記録の結果を表やグラフにしてお見せすると、理想のバランスとの差異、栄養素ごとの過不足を簡単に確認することができるので、ご自身の食事のどの点を具体的に改善したらよいかがはっきりわかり、取り組みやすいため好評をいただいております。ある患者さんは、「バランスのよい食事をしているると思っていたが、バランスの悪いことがわかったので気をつけたい、食事を見直すきっかけになってよかった」とおっしゃっていました。

ご自身の食事内容が数値化、可視化されていることがよいのだと思います。栄養・食事分析を受けてから、反省、努力され、血液検査値の改善につながった方がたくさんいらっしゃいます。ぜひ、栄養・食事分析をお受けください。

「栄養・食事分析しない限り、健康管理はできないの？」

と思った方、そんなことはありません。

健康管理の基本は栄養バランスのよい食事をしているかどうかです。

そこでおすすめしているのが、**私が考案したオリジナルの食事法「かきくけこ、やまにさち」®です。**

1日10品目を主食、主菜、副菜に振り分けて朝食、昼食、夕食で食べればよいのです。炭水化物、タンパク質、脂質、ビタミン類、ミネラル類がまんべんなくとれます。

たとえば、主食は、**こ**→穀類・芋類とし、主菜は、**け**→鶏卵、**ま**→豆・大豆類、に↓肉、さ↓魚（魚介）、とし、副菜は、か↓海藻、き↓きのこ、く↓果物、や↓野菜、ち↓チーズなどの乳製品・牛乳という組み合わせにします。

また、く↓果物、ち↓チーズなどの乳製品・牛乳は、食事ではなく間食でとってもかまいません。

自分の食事量（エネルギー摂取量）が適正かどうかを確認するには、体重、体脂肪率を毎日記録してください。体重、体脂肪率の変動でとらえることができます。

体重、体脂肪が増えていくようであれば、エネルギー過多の食事をしているといえるでしょう。

ただ、体重は水分によっても増減します。1～2日の増減だけでは判断ができませんから、**毎日できるだけ決まった時間に継続して測る習慣をつけましょう。**

「かきくけこ、やまにさち」® 食事療法

や 野菜

副菜

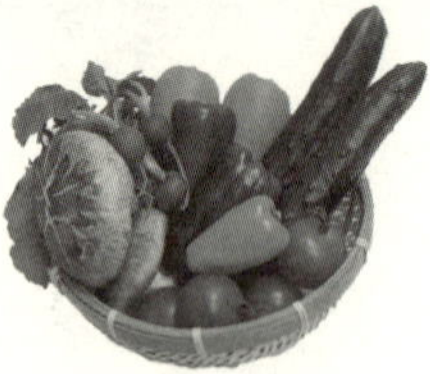

ま 豆（大豆）・種実類

主菜

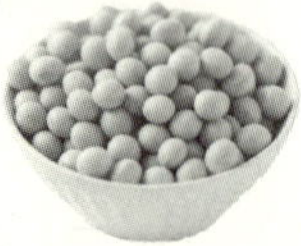

に 肉

主菜

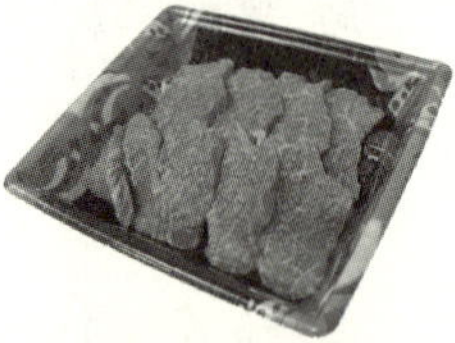

さ 魚（魚介）

主菜

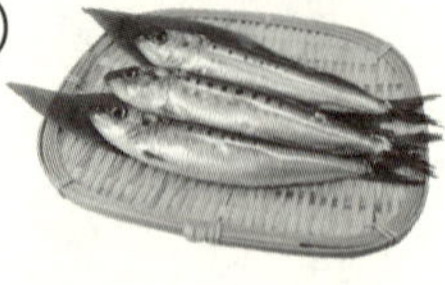

ち チーズ（乳製品・牛乳）

副菜

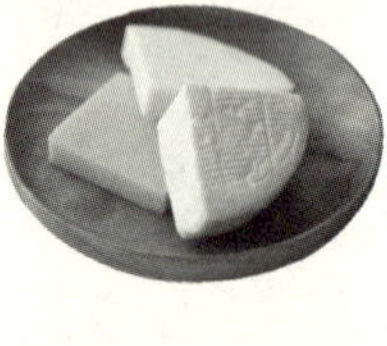

管理栄養士　森 由香子の

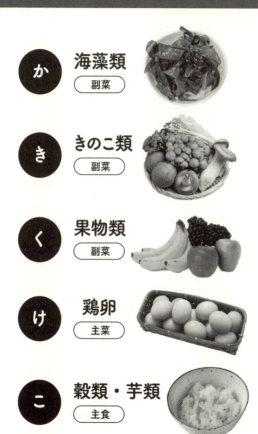

か 海藻類
副菜

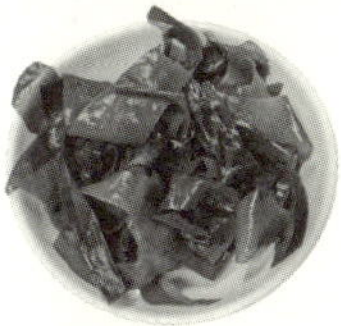

き きのこ類
副菜

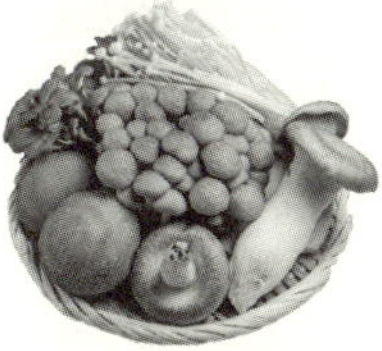

く 果物類
副菜

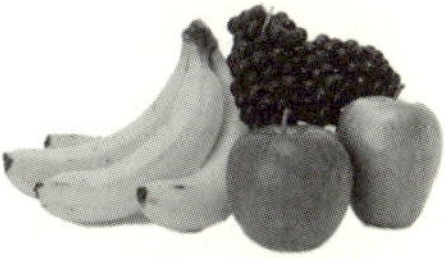

け 鶏卵
主菜

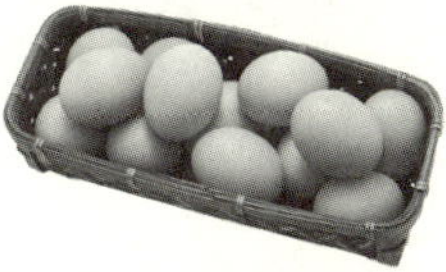

こ 穀類・芋類
主食

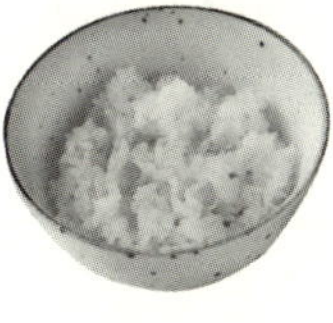

食後高血糖を防ぐためにできること

手軽に痩せる方法として、食事のときは野菜から先に食べる「ベジ（ベジタブル＝野菜）ファースト」という言葉が、世の中に浸透しています。これは痩せるためだけではなく、**糖尿病予防にも効果が期待できる食事法です。**

食後に上昇した血糖値は、通常はインスリンの働きによって2時間以内に正常値に戻ります。**インスリンの働きが鈍く、食後2時間を過ぎても血糖値が下がらないことを「食後高血糖」と呼びます。**通常の健康診断では空腹時の血糖値のみを計測しますから、ご自身が食後高血糖であることに気がつかない方も多いはずです。

ただ、空腹時の血糖値＝検査結果が正常値でも、食後高血糖であれば糖尿病、動脈硬化、脳卒中などのリスクが高まります。**メタボの方、遺伝的に糖尿病リスクが高い方、体調がすぐれない方は、医師に相談して食後高血糖の検査を受ける**

のも病気の予防、早期発見のための一案です。なお、食後2時間後の血糖値が140㎎／dℓ以上で、食後高血糖と判断されます。

食後高血糖を防ぐのも、野菜をたっぷり食べてからタンパク質（主菜）、次に炭水化物（主食）を食べ、血糖値を急上昇させない方法がベストです。特に朝食はこの方法を守りたいものです。というのも、**その日の1回目の食事の血糖値に対する効果は、次の食事での血糖値にも影響すると考えられるからです。**これを「セカンドミール効果」といい、1982年にカナダのトロント大学、ジェンキンス博士によって発表されました。

たとえば、朝食をたっぷりの野菜から食べて血糖値の上昇を抑えると、昼食は多少の手抜きをしても血糖値が低く抑えられるという現象が起こるのです。

セカンドミール効果に関してはいまだ研究途中で、解明されていない点も多くあります。もちろん、3食しっかりと野菜をとることが基本ですが、昼食は仕事仲間と外食する方も多いでしょう。時間がなくてファストフードで済ませる日もあるかもしれません。

セカンドミール効果は、そんなときでも「朝、しっかり野菜を食べたから大丈夫」という心の余裕につながります。もちろん、夕食はまたたっぷりの野菜から食べるスタイルに戻しましょう。

近年、「タンパク質ファースト」という言葉も聞かれるようになりました。タンパク質にも血糖値の急上昇を抑える働きがあるためです。ベジファーストでも、タンパク質ファーストでも、炭水化物の主食を最後に食べるというところは変わりません。

ダイエットが目的であればベジファースト、血糖値の急上昇を抑えるのが目的であれば、ベジファーストあるいは、タンパク質ファースト、炭水化物が最後の順番がおすすめです。その時々の体調、食事スタイルに応じて変えていくのもよいでしょう。

白米に大麦を加えて栄養補給！

健診で「血糖値が高い」との指摘を受け、主食のご飯を自己判断で極端に控えている方は気をつけてください。極端な糖質制限は、エネルギー不足からの疲労感の増大や筋肉量の減少、便秘など体に支障をきたす可能性が高いです。

そうはいっても「炭水化物をとると血糖値が上がってしまうのでは」と心配される方もいらっしゃるのではないかと思います。そこで、みなさんにぜひおすすめしたい簡単なご飯の調理法を紹介します。

ご飯を炊くときに、**白米に胚芽精米や発芽玄米、大麦を足してください。白米7割に対して大麦を3割。食べやすく、しかも食物繊維の摂取量も増えます。**

日本人の食物繊維の摂取量は、減少傾向にあります。

そう聞くと、野菜の摂取量が減っていると思いがちですが、実際はそれほど野菜の摂取量は減っていません。実は、炭水化物からの食物繊維摂取量が減っていることが原因なのです。

食物繊維には、水溶性と不溶性の2種類があり、それぞれ素晴らしい作用があります。**中でも生活習慣病の予防という点においては、水溶性食物繊維をしっか**

りとることが大切です。

穀類の中でもおすすめなのは押し麦、もち麦などの大麦です。

大麦には水溶性食物繊維であるβグルカンが豊富に含まれています。βグルカンは水分を吸収して胃の中でふくらみ、滞留時間が長くなることによってゆっくりとブドウ糖を吸収します。

その結果、血糖値の急上昇を防ぐことができます。

また、余分なコレステロールやナトリウムの吸収も防いでくれるため、脂質異常症や高血圧症など様々な生活習慣病の防止にも役立つ優れた食品なのです。

胚芽精米や発芽玄米には、糖質の代謝を助けるビタミンB1が多く含まれます。ビタミンB1は脳の働きを活発にしたり、疲労回復を助ける働きもある大事な栄養素ですので、しっかりとるようにしたいビタミンです。

最近は炊飯器に入れるだけで麦入りご飯が簡単に炊ける、個装されているものがスーパーで売られています。いつものご飯にぜひプラスしてください。

ビタミンDは意識しないと足りなくなる

第3章で述べた通り、ビタミンDはカルシウムの吸収を助け、骨を丈夫に保つための重要な栄養素です。

ビタミンD不足が骨粗しょう症の要因となることは明らかですが、糖尿病、動脈硬化、うつ、花粉症などのアレルギー疾患にも影響を与えているのでは、ともいわれています。

ところが、ビタミンDは注意しないと不足しがちな栄養素です。**魚に多く含まれ、卵黄、きのこにも少し含まれます。**肉類、乳製品・牛乳にはわずかしか含まれません。

また、ビタミンDは紫外線を浴びることで、体内で合成することができます。紫外線にはA波、B波がありますが、ビタミンDの合成に必要なのはB波です。B波はガラスを通さない紫外線ですから、屋外で日光に当たる必要があるのです。

年齢を重ねるとなかなか屋外に出ないこともありますし、外出時は紫外線の肌への悪影響を気にして日焼け止めで紫外線をカットすることが多くなります。これではビタミンDは合成できません。

顔、首筋、腕など気になる部分には日焼け止めを塗ってもかまいませんが、足の甲や手のひらなど、目立たない場所に紫外線を受け入れる場所を作りましょう。

時間は30分以内で十分です。**ビタミンDは免疫力を整えますから、ほんの少し太陽の下に出るだけで様々な病気の予防が期待できます。**

ただし、ビタミンDは脂溶性ビタミンです。水に溶けないため、過剰分が尿として排せつされません。極端にとりすぎた分が体に蓄積すると吐き気、めまいなどを起こすことがあります。

「日本人の食事摂取基準（2020年版）」では、ビタミンDの耐容上限量が男性も女性も（18歳以上）100㎍/日とされています。耐容上限量とは、健康障害をもたらすリスクがないとみなされる習慣的な摂取量の上限と定義されています。

お菓子を食べても太らない時間帯

栄養相談にいらっしゃる方の中には、「運動したから大丈夫」と消費した分以上のエネルギーをとってしまうケースがよく見られます。「頑張った自分へのご褒美」としておやつを食べるのはいいのですが、それが1日に何度もある方も……。

甘いものが太りやすく、健康にもよくないことはわかっていてもやめられないという方は多いでしょう。そんな甘いもの好きな方に朗報です。**実はおやつを食べても太りにくい素晴らしい時間帯があります。**

中枢時計遺伝子には、細胞内に時計遺伝子の「BMAL1（ビーマルワン）」というタンパク質を分泌させる指令を出す働きがあります。このBMAL1は体内に脂肪を取り込む働きがあり、1日の中で増減を繰り返しています。

BMAL1がたくさん出ている間は摂取した栄養素が脂肪になりやすく、減っているときには脂肪に変わりにくくなります。

ＢＭＡＬ１が一番少なくなる時間帯は**午後2～3時ごろ**です。このＢＭＡＬ１が最も少なくなるときにおやつを食べれば、太りにくいというわけです。

もちろんだらだらと食べてはいけません。おやつは**1日1回、午後2～3時の間**に食べると決めて、食べすぎないようにしてください。もしも食べすぎてしまったら、夕食を調整しましょう。とはいえ「お菓子を食べたいから夕食のご飯を抜く」といったことを毎日続けてはいけません。おやつは食べるのに主食は抜くというのは、一番やってはいけない方法です。

基本的にはおやつは少しずつ減らし、食事から栄養をとっていただきたいのですが、気分転換として美味しいスイーツを食べる楽しみも確かに必要です。お菓子はぜひ、「3時のおやつ」としてとってください。

よく噛む人は肥満・糖尿病リスクが低い

あるデータでは、食事をゆっくりと食べている人は、早く食べる人よりも肥満が少なく糖尿病の発症も少なかったということがわかっています。また東京工業大学の研究では、よく噛むと急いで食べたときよりも2倍多く代謝量が増えることがわかりました。太りにくい体を作るには、ゆっくりとよく噛み、食べ物を味わって食べることが大切です。

食事をよく噛んで食べることには、他にもよい点があります。

まず、肩凝りや腰痛を予防できるというデータがあります。よく噛むことで、歯の噛み合わせが整い、脳への血流がアップします。すると血行が促進され、首や肩の凝りを予防するのです。

また、噛むことは認知症の予防にも効果があります。というのも、食事そのものが味覚、嗅覚、視覚などの知覚神経を通して脳に刺激を与え、活性化させる行動なのです。さらに噛むといった行為は、歯根にある歯根膜から知覚神経を通じて脳へ、さらに脳から運動神経を通じて、各々の部位にある筋肉へと刺激を伝えていきます。

食べ物を噛み、体のあらゆるところに刺激を送ることで、脳の働きが活発になるのです。

東北大学の研究によれば、残存歯の少ない高齢者ほど、記憶、学習能力を司る海馬や、意思や思考の機能に関与する前頭葉の容積が少なくなっているそうです。できるだけ多くの歯を持ち、しっかり噛めるかどうかで、脳の働きがかなり違ってくるということです。

また、噛むことで唾液が分泌され、消化が促進されると、胃や脳が刺激されてその働きが高まります。この刺激によっても脳細胞が活性化され、認知症を予防できるという研究データがあるのです。

さらに、歯茎の血行もよくなるので虫歯や歯周病の予防になりますし、唾液が口内を洗浄するため、歯の表面にプラーク（歯垢）がつきにくくなるという利点もあります。

さあ、今日から一口につき30回以上噛んでみましょう。道具もいらず、わざわざ外に出ることもなく毎日継続してできる素晴らしい健康法です。

第7章

いつまでも老けない人の食事のとり方

不摂生な生活で体がサビる

私たちは呼吸をして酸素を取り入れ、食事をして栄養を体の中に取り込んでいます。そして、栄養素を代謝しエネルギーを作ります。このときに酸素が使われます。**この酸素を消費する過程で発生する副産物が活性酸素です。**

活性酸素は、偏った食事、食べすぎ、飲みすぎ、不規則な生活、紫外線、化学物質、喫煙、過度の運動などによって過剰に発生するといわれています。

本来、活性酸素には、体を守ってくれる役割もありますが、過剰に発生すると、老化や病気の原因を作ります。

たとえば、過剰に発生した活性酸素は、細胞を攻撃します。すると、細胞膜を構成する脂質の部分が酸化します。酸化とは簡単にいえば「サビ」です。

サビた細胞は、本来の働きである栄養と老廃物の出し入れが、うまく行えなくなります。

また、活性酸素の攻撃によって、細胞が死んだり、コレステロールを酸化させて血管の内側が狭くなったり、血液の流れが悪くなったりします。

アルツハイマー型などの認知症も、活性酸素により酸化したタンパク質が脳に蓄積することが原因のひとつです。

シミやシワといった外見の老化、がんの原因のひとつにも活性酸素が関与しています。

ここまで読んで、心配になった方もいると思います。

でも、ご安心ください。**私たちの体には、活性酸素を消去してくれる「抗酸化酵素」が備わっています。**

要は、活性酸素の生成と消去のバランスを保つことが大切なのです。生成と消去のバランスが崩れると、体の中で活性酸素の働きが優位になって病気の原因、老化の原因を作り出すのです。

活性酸素は、そもそも体にとって有益なものなのです。ウイルスや細菌などの外敵を防御する役割を果たしているのが活性酸素です。

野菜や果物の色で効能がわかる!

前述のように活性酸素から体を守るには、生成と消去のバランスがポイントです。

抗酸化酵素が体に備わっていますが、加齢とともに分泌量が減っていきます。しかし、悲観する必要はありません。食品にも、活性酸素を撃退する力が備わっています。

第2章で野菜や果物の色素や香り、苦みなどを構成している成分「ファイトケミカル」について述べました。

ファイトケミカルは、お互いに助け合う性質があります。何種類か同時に摂取したほうが効率的です。おすすめは、1日3食に振り分けて1食あたり2~3種類ずつの野菜をとることです。野菜の1食あたりの適量は120g以上です。果物は、1日200g程度が適量なのでその範囲内で選びます。

とはいっても、レタスとキャベツを組み合わせるとか、小松菜とほうれん草を組み合わせるなどは、おすすめしません。**異なった色のものを選んでください。**

次に、野菜や果物がどのようなファイトケミカルを持っているか、その作用とあわせて紹介します。

①赤…トマトの色。トマトに含まれるリコピンは、カロテノイドという天然の色素の一種です。このカロテノイドは６００種類以上あり、すべてに抗酸化力がありますす。特にリコピンの抗酸化力はトップクラスです。アメリカやノルウェーで行われた調査では、リコピンの摂取が多いと、がんにかかりにくいという報告があります。

②紫…なす、ぶどうの紫。ポリフェノールの一種でアントシアニンという色素です。目の健康を守ることで知られています。皮の色が濃いものほどアントシアニンが豊富に含まれています。

③**オレンジ**…にんじんに多いβカロテンの色。βカロテンは、活性酸素の生成を抑え、がんの予防に効果があるとか。体内でビタミンAに変わります。

④**黄色**…パプリカやみかんにはβクリプトキサンチンなど黄色の色素が含まれます。

⑤**黄緑色**…ほうれん草に多いルテイン。目の老化を防ぎ、視力の低下を抑える効果が期待できるとか。

⑥**緑色**…ブロッコリーや菜の花などアブラナ科に多い色素で、クロロフィルなど。がんの予防、免疫力アップが期待できます。

⑦**白色**…玉ねぎに含まれるケルセチン。動脈硬化を予防する効果が期待できます。

食卓が地味で、毎日代わり映えがしない、刺激がないと感じている方は、7色を野菜、果物から取り入れてみましょう。

鮮やかに彩られた食卓は、見た目もきれいで食欲を増進させます。心も晴れやかになります。

知っておくべき栄養パワーの引き出し方

抗酸化力を持つ野菜や果物のパワーを最大限に引き出し、余すところなくその恩恵を受けられるような方法があります。

特別なことではなく、ちょっとした工夫でその食品が持つ利点がぐんとアップするのです。

緑黄色野菜には、体内でビタミンAに変わるβカロテンが豊富に含まれています。ビタミンAは脂溶性ビタミンといって油に溶ける性質があり、油と一緒にとることで体内への吸収が高まります。**油で炒めたり、サラダの場合はドレッシン**

グと一緒に食べるという調理法が合っています。

また、緑黄色野菜にはビタミンCやビタミンB群も豊富です。こちらのビタミンは、水溶性ビタミンといって水に溶ける性質があります。また、野菜や果物に多いカリウムなどのミネラルも、水につけると外に流れ出てしまいます。**栄養のことを考えると生で食べるのがベストですが、毎日、生野菜サラダではあきてしまいがちです。**

生野菜サラダにあきたら、ゆで野菜サラダもおすすめです。

ゆで野菜の調理のポイントは、さっとゆでることです。菜箸などでかき混ぜながらゆでると、食品に早く火が通ります。ほうれん草などアクの多い野菜は、ゆでたあと水にさらしたほうがよいですが、アクのない野菜は水にさらさずにザルで冷ましましょう。こうすることで、栄養素が水に流れてしまうのを最小限に防げます。

また、蒸し野菜サラダもおすすめです。

電子レンジで火を通す方法は水を使用しないので、栄養の損失が少なく済みま

す。アクの少ない野菜の調理には電子レンジがおすすめです。忙しい朝などに手早く用意できます。

そんなにたくさん食べられない、という方は、野菜をミキサーにかけてジュースにするのもよいでしょう。カサが減り、野菜そのものを食べるよりもたくさんとることができます。

また、毎食、適量の野菜を用意できないという方は、作り置きのスープがおすすめです。

1食ごとに小分けにして冷凍すると便利です。1食あたりの野菜が120g程度になるように具材を入れ、大量に作っておくといいでしょう。

このスープをたくさん作って冷凍しておけば、野菜不足に悩むこともありません。

次に野菜をカットするとき、いつもの切り方を変えるだけで抗酸化物質が増える方法をご紹介しましょう。

作り置きスープ3食分のレシピ

材料

●トマト	半分（75g）
●ブロッコリー	2房（50g）
●にんじん	1/4本（50g）
●なす	中1個（80g）
●ピーマン	1個（40g）
●カリフラワー	3房（50g）
●玉ねぎ	1/4個（38g）
●固形コンソメ	2個（10g）
●水	3と1/2カップ

作り方

①野菜は食べやすい大きさに切る

②大きめの鍋に固形コンソメ、水を入れ火にかける

③沸騰したら野菜をすべて入れる

④にんじんやブロッコリーが少し硬めに感じる程度まで煮る

⑤保存する場合は冷ましてから1食ずつ小分けにし、冷凍する

それは、玉ねぎの切り方です。

玉ねぎの抗酸化物質といえば、辛み成分の含硫化合物です。この含硫化合物は、玉ねぎをみじん切りにすることによってさらに増えます。

みじん切りにする際には、繊維を断ち切るように細かく切ると、含硫化合物の量も増していきます。

保存方法も、抗酸化力を左右します。

たとえば、トマトです。トマトに含まれるリコピンはトマトの成熟度によって、その含有量が変わります。完熟したものにリコピンが豊富です。**熟しきれていないトマトは、冷蔵庫に入れず室温に置いてください。**ある程度赤くなるまで熟したら、冷蔵庫の野菜室で保存してください。そうすることで、リコピンを増やすことができます。

悪玉アミノ酸を野菜で退治！

活性酸素を発生させる物質のひとつに「ホモシステイン」があります。タンパク質を分解していくうちに発生するアミノ酸の一種で、いわば「悪玉アミノ酸」です。

活性酸素による動脈硬化、心筋梗塞などを引き起こす要因となります。また、血液中のホモシステイン値が高いほど、脳の萎縮を引き起こし、認知症のリスクが高まるというデータがある他、がんのリスクを高めることでも知られています。

また、いくつかの栄養素の不足によってホモシステインが増えることもあります。**ホモシステインは、ビタミンB6、ビタミンB12、葉酸といったビタミンB群に属している栄養素が不足すると血中濃度が高くなります。**中でも葉酸は、DNAの形成に必要な栄養素として妊娠前、妊娠中の女性には特に摂取が必要とされています。

さらに、今のところ研究途中ではありますが、葉酸の摂取量が多い人は少ない人に比べて40％も認知症発症率が低かったという研究結果が出ています。

葉酸は、ほうれん草、モロヘイヤ、ブロッコリーなどの緑黄色野菜、いちごなどの果物に多く含まれています。

埼玉県坂戸市では葉酸を野菜から多く取り入れるための「さかど葉酸プロジェクト」が発足し、葉物野菜の摂取を増やした結果、参加者のほとんどにホモシステイン値の低下が見られたそうです。

ただ、葉酸の過剰摂取はめまい、発熱、じんましんなどを引き起こすことがあります。「日本人の食事摂取基準（2020年版）」による推奨量は、1日240㎍。ほうれん草1／2把分です。

葉酸プロジェクトを行った坂戸市では400㎍を推奨していますが、いずれも1食あたり120g、1日350g以上の野菜を食べていれば楽にクリアできる量です。

また、葉酸は加熱に弱い性質があります。ジュースや生野菜、生の果物を多めにとると効率よく摂取できます。

1日あたりの野菜の目安量を知る

実際に、どんな野菜をどれぐらい食べたらよいのかを把握しておくと、食品の買い物や食事のときに便利です。**1日にとりたい野菜は350g以上。**実際にどれぐらいの量を食べればいいのかは想像しにくいのではないでしょうか。

ここでは家庭でよく使う野菜の目安量をご紹介します。

1食あたり2〜3種類、合計120g以上の野菜をとることをおすすめします。できれば、計量しながら目安量を覚えるのが理想です。

1日分の野菜の目標摂取量

トマト	中1個（150g）
ブロッコリ	2房（50g）
にんじん	1/4本（50g）
ピーマン	1個（40g）
ほうれん草	1株（30g）
小松菜	1株（50g）
水菜	1株（720g）
チンゲン菜	1株（100g）
キャベツ	1枚（50g）
なす	中1個（80g）
玉ねぎ	中1/4個（38g）
大根	中1本（800g）
きゅうり	1本（100g）
オクラ	1本（8g）
セロリ	1本（150g）
レタス	1枚（30g）
白菜	1枚（100g）
カリフラワー	1個（600g）

これらをあわせ**350g/日以上**にする。

出典：『早わかりインデックス　きほんの食品成分表』（主婦の友社）

糖化を防いで「コゲない体」を作る

酸化は「サビ」ですが、体が「コゲる」ことを「糖化」といいます。炭水化物や甘いものを食べすぎると、血糖値が急上昇し、ブドウ糖が血液からあふれ出します。あふれたブドウ糖は体を作っているタンパク質と結びつきます。それが体温で熱せられるとどうなるでしょう。砂糖を焦がした状態――お菓子のカラメルのようになるのです。

糖とタンパク質が結合した「コゲ」が、時間とともに毒性を持ったものを「終末糖化産物」、英文の Advanced Glycation End Products の頭文字をとり「AGEs」と呼びます。

AGEsの毒性は非常に強く、老化を促進する大きな原因といわれています。

糖尿病のリスクが跳ね上がることはもちろん、血管にAGEsが蓄積すると動脈硬化や血栓の原因となり、心筋梗塞や脳梗塞を引き起こすことに。他にも骨粗しょう症や認知症、白内障、皮膚のシミやシワ、たるみにいたるまで、体のあちこちで悪さをします。

ＡＧＥｓが蓄積されていくと、慢性の炎症が起こり老化を加速させることもわかってきました。

糖化を予防するには次の５つの事柄に注意しましょう。

１つめ、**朝食をしっかり食べることです。**朝食を抜いて甘いお菓子類、甘い清涼飲料水で空腹を満たしたり、昼食を食べすぎてしまったりすると、血糖値が急上昇し「糖化」を起こしやすくします。午後や夕方に小腹がすいて甘いお菓子をつまんだりするのも同様です。

２つめ、**ご飯と麺、うどんとお餅、パスタとパンなど炭水化物の重ね食べをしないことです。**糖質の過剰摂取になります。

３つめ、**ゆっくり食べることです。**早食いは、食べすぎることが多く、糖質のとりすぎにつながります。また、血糖値を下げるインスリンの働きが追いつかなくなります。

4つめ、**食べたら体を動かすことです。**食後1時間が血糖値の上昇が最高になりAGEsもできやすいため、体を動かせば、血糖値の上昇を抑えることができます。

5つめ、**炭水化物は最後に食べることです。**野菜料理や肉・魚料理から先に食べれば血糖値の急上昇を抑えることができます。

調理法は、**生→蒸す・ゆでる→煮る→炒める→焼く→揚げる、こちらの順番でAGEsが増えていきます。**

例えば、水餃子よりも焼き餃子、サラダチキンよりも焼き鳥、焼き鳥よりも唐揚げ、レアチーズケーキよりもベイクドチーズケーキ、サンドウィッチよりホットサンドのほうがAGEsは多くなります。

また、調理法でも減らすことができます。肉や魚料理の下ごしらえ時に、酢やレモンを使うとAGEsの発生を低く抑えられます。

たとえば、肉をマリネ（レモン汁や酢などの付け汁に浸す調理法）してから焼くと、しないで焼いた場合に比べてAGEsの量が半分ぐらいに減ったという報告があります。

体内で起きていることは自覚症状がない限り、わからないかもしれません。

しかし、鏡を見て「最近、老けてきたな」と感じたら、ＡＧＥｓが増えている可能性が高いかもしれません。ＡＧＥｓは皮膚を老化させる大きな原因です。

前述した予防のための５項目を実践していきましょう。

また、タバコにはＡＧＥｓが多く含まれています。喫煙者の方には健康のため、若々しい外見のために禁煙をおすすめします。

本書は、マイナビ出版から刊行された『あなたの寿命は食事が決める！』を、文庫収録にあたり加筆・改筆・改題したものです。

知的生きかた文庫

寿命《じゅみょう》を延《の》ばす食《た》べ方《かた》　縮《ちぢ》める食《た》べ方《かた》

著　者　森由香子（もり・ゆかこ）
発行者　押鐘太陽
発行所　株式会社三笠書房
〒102-0072　東京都千代田区飯田橋3-3-1
https://www.mikasashobo.co.jp
印　刷　誠宏印刷
製　本　若林製本工場

ISBN978-4-8379-8900-4 C0130

本書へのご意見やご感想、お問い合わせは、QR コード、
または下記 URL より弊社公式ウェブサイトまでお寄せください。
https://www.mikasashobo.co.jp/c/inquiry/index.html

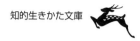

C40070